LES

BESICLES DE NOS ANCÊTRES

LES BESICLES

DE NOS ANCÊTRES

(PAGE D'HISTOIRE DE L'OPHTALMOLOGIE)

PAR LE

Docteur A. BOURGEOIS

Ancien ophtalmologiste des Hôpitaux de Reims
Membre honoraire de la Société d'ophtalmologie de Paris
Membre honoraire et ancien Président de l'Académie Nationale de Reims
Membre correspondant de la Société de Médecine
et de la Société de Thérapeutique de Paris, etc.

Sept planches hors texte

Cinq figures dans le texte

A. MALOINE & FILS, ÉDITEURS
27, RUE DE L'ÉCOLE-DE-MÉDECINE, 27
PARIS 1923

INTRODUCTION

L'invention des lunettes n'a pas marqué son passage dans l'histoire de l'ophtalmologie, d'une façon aussi retentissante que l'extraction de la cataracte par Daviel (1745), que la découverte de l'ophtalmoscope par Helmholtz (1851), ou l'application de l'iridectomie au traitement du glaucome par de Graefe (1856).

Cependant les services immenses rendus par les verres correcteurs, depuis leur apparition, méritent que l'histoire des lunettes soit établie d'une façon durable. D'autant plus, comme on le verra, qu'elle comporte beaucoup de curieuses révélations.

La plupart des questions qui s'y rattachent ont été réunies dans différentes publications, dont les plus anciennes remontent au XVIe siècle. On en trouvera la nomenclature complète dans la Bibliographie, donnée à la fin de ce travail.

J'ai puisé largement à ces différentes sources. Mais je me suis appuyé surtout sur mes propres travaux. Mes recherches ont eu pour point de départ une collection très variée de pièces (binocles et lunettes), dont les plus anciennes sont du XVe siècle, accompagnée d'une grande quantité de gravures, d'estampes et de reproductions photographiques retraçant toute l'histoire des lunettes.

L'idée de cette collection appartient au regretté Gillet

de Grandmont, qui m'avait désigné pour la recueillir après sa mort. Depuis, des recherches nombreuses et patientes ont plus que triplé la collection primitive : ce qui augmente encore sa valeur historique et scientifique.

C'est d'après tous ces documents que nous étudierons les besicles depuis leur origine jusqu'aux temps modernes (XIXᵉ siècle), auxquels nous nous arrêterons, renvoyant, pour ce qui concerne la lunetterie contemporaine, aux traités spéciaux, tels que ceux du Dʳ Bull (1) et du Dʳ Caillaud (2).

Notre travail comprendra les divisions indiquées à la table des matières.

(1) Dʳ Bull. *Lunettes et Pince-nez.* Paris, 1899.
(2) Dʳ Caillaud. *Le choix des verres et de leurs montures en ophtalmologie.* Paris, 1912.

TABLE DES MATIÈRES

LES BESICLES DE NOS ANCÊTRES

CHAPITRE I

Origine des Besicles

Il n'existe aucune preuve que les anciens connaissaient les lunettes.

Le mot « lunettes » est employé ici, comme il le sera fréquemment dans le cours de ce travail, dans un sens générique, pour désigner les besicles de toutes les formes.

Mais les anciens connaissaient bien la loupe, représentée soit par un globe de verre creux rempli d'eau, soit par une sphère de cristal (Pline).

On a trouvé des lentilles de verre dans les fouilles de Ninive et de Pompéi. On n'ignorait pas la propriété qu'avaient ces verres convexes de concentrer les rayons du soleil sur un objet, de façon à l'échauffer et même à l'enflammer. Mais l'usage de ces verres pour corriger la presbytie était inconnu. Cicéron, Cornélius Nepos, Suétone, d'après Manni, attestent que, lorsque la vue des vieillards s'affaiblit, ils n'ont pas d'autre ressource que de se faire faire la lecture par un esclave.

Disons de suite que l'âge de la presbytie devait être beaucoup plus reculé aux siècles passés. Si nous nous reportons à Moïse, que le Deutéronome fait mourir à cent vingt ans, nous apprenons que sa vue aussi était restée parfaite : *Moyses centum et viginti annorum erat quando mortuus est; non caligavit oculus ejus, nec dentes illius moti sunt* (chapitre XXXIV, verset 7).

Cette supposition de la connaissance des lunettes par les anciens a pris une certaine consistance, lorsque Sienkiewicz a publié en 1900 son roman des temps néroniens : *Quo Vadis*. L'histoire de l'émeraude de Néron est rappelée par l'auteur en ces termes : « César, son émeraude à la hauteur de l'œil, regardait ces spectacles avec attention. »

Il ne s'agit là que d'une légende sur la prétendue myopie de Néron, comme nous allons nous efforcer de le démontrer.

Pline l'Ancien, dans son *Histoire naturelle*, livre XXXVII, § 16, s'exprime ainsi :

1º TEXTE LATIN : « *Tertia auctoritas smaragdis perhibetur pluribus de causis. Nullius coloris aspectus jucondior est. Nam herbas quoque virentes frondesque avide spectamus : smaragdos vero tanto libentius, quoniam nihil omnino viridius comparatum illis viret. Praeterea soli gemmarum contuitu oculos implent, nec satiant. Quin et ab intentione alia obscurata, aspectu smaragdi recreatur acies. Scalpentibusque gemmas non alia gratior oculorum refectio est : ita viridi limitate lassitudinem mulcent. Praeterea longinquo amplificantur visu, inficientes circa se repercussum aera : non sole mutati, non umbra, non lucernis, semperque sensim radiantes, et visum admittentes, ad crassitudinem sui facilitate translucida; quod etiam in aquis non juvat. Iidem plerumque et concavi, ut visum colligant. Quapropter decreto hominum iis parcitur, scalpi vetitis. Quanquam Scythicorum Aegyptiorumque duritia tanta est, ut nequeant vulnerari. Quorum vero corpus extensum est, eadem, qua specula, ratione supini imagines rerum reddunt. Nero princeps gladiatorum pugnas spectabat in smaragdo.* »

2° TEXTE FRANÇAIS (traduction de E. Littré : « Le troisième rang est attribué aux émeraudes pour plusieurs raisons. Il n'est point de couleur plus agréable à l'œil ; car, bien que la vue se fixe avidement sur le vert des herbes et du feuillage, on goûte infiniment plus de plaisir à contempler des émeraudes, aucune nuance n'étant verte si on la compare à cette pierre. De plus, entre toutes les pierreries, c'est la seule qui repaisse l'œil sans le rassasier ; et même, quand on s'est fatigué en regardant avec attention quelques objets, on se récrée la vue en la portant sur une émeraude : les lapidaires n'ont rien qui leur repose mieux les yeux, tant cette douce nuance verte calme la fatigue de l'organe. De plus, vues de loin, les émeraudes paraissent plus grosses, communiquant à l'air ambiant une teinte verte. Ni le soleil, ni l'ombre, ni les lumières, rien ne les change ; elles ont toujours un éclat modéré, elles laissent pénétrer le regard, transmettant facilement, pour leur épaisseur, la lumière, ce qui nous plaît, même dans l'eau. Le plus souvent, les émeraudes sont concaves, pour réunir les rayons lumineux. Aussi y a-t-il une convention qui les protège : on ne les grave pas. Au reste, la dureté des émeraudes de Scythie et d'Égypte est telle qu'il ne serait pas possible de les entamer. Quant aux émeraudes plates, elles renvoient les images à la façon des miroirs. L'empereur Néron regardait avec une émeraude les combats de gladiateurs. »

Néron a vécu de l'an 37 à l'an 68 de l'ère chrétienne.

D'autre part, Suétone, dans la *Vie des Césars*, au chapitre VI, consacré à Néron, dit paragraphe 16 : « *Statura fuit pæne justa... oculis cæruleis et hebetioribus.* Sa taille était médiocre... il avait les yeux bleus et la vue basse. » Suétone ne fait aucune allusion à l'émeraude.

On voit qu'il n'est pas question de myopie. Le mot *myops, opis* n'a, d'ailleurs, fait son apparition dans la langue latine qu'avec Ulpien, écrivain et jurisconsulte romain du III⁰ siècle.

Il n'existe, par conséquent, aucune preuve que Néron était myope, tandis que l'on peut avancer que les débauches auxquelles il se livrait, produisaient un certain degré d'affaiblissement de ses fonctions visuelles. Il demandait donc à la couleur verte de l'émeraude ses propriétés adoucissantes. L'émeraude possède, en outre, une grande transparence, en même temps qu'une pureté remarquable. Dans l'hypothèse où Néron aurait eu un certain degré de myopie, la forme, le plus souvent concave, de l'émeraude, jointe à son grand pouvoir dispersif, lui aurait été très favorable. Mais il faudrait supposer que Néron avait eu la bonne fortune de tomber juste sur le monocle qui corrigeait sa myopie ; car en raison du prix très élevé de l'émeraude, il n'est pas probable qu'il aurait eu le choix entre plusieurs spécimens.

Il existe une autre version donnée par le Dʳ Pétella, dans les *Annales de médecine navale italienne* janvier 1901 : « L'émeraude de Néron était un miroir plan, attaché dans sa loge et lui présentant les spectacles, sans que le public pût le voir. Il va sans dire que l'émeraude des anciens comprenait plusieurs sortes de pierres vertes ; car on cite des statues entières faites de cette pierre. »

Donnons encore, à propos de l'émeraude, ce passage de Buffon :

« L'émeraude, comme les autres cristaux, est fort sujette à être glaceuse ou nuageuse ; il est rare d'en trouver d'un certain volume qui soit totalement exempt de ces défauts. Mais, quand cette pierre est parfaite, rien n'est plus agréable que le jeu de sa lumière, comme rien n'est plus gai que sa couleur plus amie de l'œil qu'aucune autre ; la vue se repose, se délasse, se récrée dans son beau vert, qui semble offrir la miniature des prairies au printemps. La lumière qu'elle lance en rayons aussi vifs que doux semble, dit Pline, brillanter l'air qui l'environne et teindre par son irradiation l'eau dans laquelle on la plonge, toujours belle, toujours éclatante, soit qu'elle pétille sous le soleil, soit qu'elle luise dans l'ombre ou qu'elle brille dans la nuit aux lumières, qui ne lui font rien perdre des agréments de sa couleur dont le vert est toujours pur.

Aussi les anciens, au dire de Théophraste, se plaisaient-ils à l'émeraude en bague, afin de dégager la vue par son éclat et sa couleur suave; ils la travaillaient soit en cabochon pour faire flotter la lumière, soit en table pour la réfléchir comme un miroir, soit en creux régulier dans lequel, sur un fond ami de l'œil, venaient se peindre les objets en raccourci. C'est ainsi que l'on peut entendre ce que dit Pline « *d'un empereur qui voyait dans une émeraude les combats de gladiateurs*, réservant l'émeraude à cet usage et respectant ses beautés naturelles ».

Par tout ce qui précède, on peut se convaincre que ce n'est pas à l'époque de Néron qu'il faut faire remonter l'usage des verres chargés de corriger les vices de réfraction.

On a pu être tenté de croire que les lunettes auraient fait leur apparition dans les premiers siècles de l'ère chrétienne, à la suite de l'examen de tableaux représentant des scènes du Nouveau Testament, où l'on voit figurer des personnages avec des besicles. Tous ces sujets sont des *anachronismes*; nous le démontrerons en exposant cette intéressante question dans un chapitre suivant.

Les Chinois, auxquels on attribue l'invention de la poudre, ont-ils été aussi les inventeurs des lunettes, comme on l'a avancé et comme certains semblent le croire encore? Les gravures, représentant des Chinois en lunettes, remontent tout au plus au xviiie siècle; les modèles figurés sont loin d'être les plus anciens. Les lunettes chinoises

à grands verres ronds ont été précédées d'autres types,
usités en Europe bien antérieurement. On est donc en droit
d'admettre que les Chinois ont tenu des Européens la connaissance et l'usage des lunettes.

Saint Jérôme, Père de l'Église, qui vivait au iv° siècle,
a été un instant considéré comme ayant eu quelque contri-
bution à l'invention des besicles. On voyait, en effet, à
Venise, vers 1660, une vieille enseigne devant la boutique
d'un opticien avec cette inscription : *San Girolamo, inven-
tor delle occhiali.* — « A Saint Jérôme, inventeur des
lunettes. » Qu'il nous suffise d'affirmer dès maintenant que
saint Jérôme n'a jamais songé à s'occuper des lunettes et
qu'il les ignorait complètement. Nous en donnerons une
plus ample démonstration au chapitre des *anachronismes.*

Dans les lignes qui vont suivre, nous aurons à tâche
de prouver que les lunettes n'ont fait leur apparition qu'à
la fin du xiii° siècle et nous rechercherons quel en a été
l'inventeur.

Les écrits de Redi (voir la Bibliographie) relatent en
ces termes la mort du dominicain Alexandre della Spina
(1313) : « Frère Spina, homme modeste et bon, avait le
talent de reproduire tout ce qu'il voyait ou tout ce qu'on
lui décrivait. Il fit lui-même des lunettes dont l'inventeur
ne voulait pas enseigner la fabrication et communiquer de
bon cœur ses procédés. »

Le Frère Giordano da Rivalto, dans un sermon pro-
noncé à Florence, en 1305, rappelle que l'art de faire des
lunettes remonte à vingt années environ (de 1280 à 1285),
et il ajoute : « J'ai vu celui qui, le premier, découvrit et
fabriqua des lunettes, et je me suis entretenu avec lui. »

Pas plus que Frère Spina, Frère Giordano ne donne
le nom de l'inventeur des lunettes.

D'autre part, l'inscription suivante a été relevée sur
une dalle de l'église de Sainte-Marie-Majeure, à Florence :
« Ci-gît Salvino degli Armati, de Florence, inventeur des

lunettes. Dieu lui pardonne ses péchés. L'an de Dieu, 1317. » On en a déduit que l'inventeur, dont les Frères Spina et Giordano ont ignoré le nom, aurait été Salvino degli Armati.

D'après ce qui précède, le nom de l'inventeur des lunettes ne peut, sur ces données, être établi avec certitude. Il n'en sera plus de même en ce qui concerne Roger Bacon.

Le célèbre moine anglais, né en 1214, mort en 1294, était entré, en 1240, dans l'ordre des Franciscains ; sa science prodigieuse l'avait fait surnommer le « Docteur admirable ». Accusé de sorcellerie, il passa en prison une grande partie de sa vie.

« Bacon a fait des expériences de physique nombreuses et coûteuses ; on sait qu'il dépensa pour cela la somme énorme de vingt mille livres. Il est le seul qui ait étudié les verres plan-concaves et plan-convexes. Il indique, à la suite de ses expériences, l'emploi de ceux-ci sous forme de loupe, pour remédier aux inconvénients de la vieillesse, à la presbytie. Plus tard, l'âge arrivant, quand Bacon ne put plus lire, il dut se rappeler ses expériences d'antan et usa de la loupe. De la loupe volumineuse, tenue à la main ou placée sur l'objet, à des loupes plus légères placées sous les yeux et fixées par une monture, soit au nez, soit à la barrette, comme l'indiquent les vieux auteurs, il n'y avait qu'un pas. Bacon insiste sur ce fait qu'on observe mieux les effets qu'il décrit avec de petits segments de sphère, des loupes faibles, qu'avec des instruments comprenant la moitié ou plus d'une sphère. Il avait donc entre les mains des verres plan-convexes, aptes à corriger sa presbytie, et il s'en servit. » (Dr Pansier.) Il y a lieu de noter que l'époque à laquelle apparaissent les lunettes (1280) correspond exactement à la vieillesse de Bacon : il avait alors soixante-cinq ou soixante-six ans.

Dans son *Opus majus*, Roger Bacon parle des verres

lenticulaires ; mais, comme en bien d'autres choses, il n'en expose que la théorie sans en donner les règles géométriques (J. Rouyer). Voici ce qu'il en dit :

« Nous pouvons tailler des verres de telles sortes et les disposer de telles manières à l'égard de notre vue et des objets extérieurs, que les rayons soient brisés et réfractés dans la direction que nous voudrons et ainsi, à la plus incroyable distance, nous lirons les lettres les plus menues à cause de la grandeur de l'angle sous lequel nous les verrions ; car la distance ne fait rien directement par elle-même, mais seulement par la grandeur de l'angle. »

Le nom de l'inventeur des lunettes, non révélé par Frère Spina et par Frère Giordano, était bien celui de Roger Bacon : ils ne pouvaient ou ne voulaient révéler ce nom, alors que Bacon était retenu prisonnier pour s'être montré trop grand savant, et que Spina ainsi que Giordano, trouvant son invention utile, cherchaient à la répandre ; ils auraient eu à redouter les détracteurs, en mettant en avant le nom de Roger Bacon.

Que si au contraire, Salvino d'Armati, leur compatriote, avait été réellement l'inventeur des lunettes, ils n'auraient probablement pas hesité à proclamer son nom. « Il ne faut voir, en Salvino d'Armati, qu'un verrier qui perfectionna la fabrication des lunettes. » (Dr Pansier.)

Nous n'avons fait que résumer les documents qui permettent d'attribuer à Roger Bacon l'invention des lunettes. Les preuves les plus complètes ont été fournies et discutées par les auteurs qui ont approfondi la question, les Docteurs Pansier, E. Bock et Masson. Avec eux, nous considérons la chose jugée, en nous appuyant aussi sur la même désignation, faite par le dictionnaire Larousse édition 1911, et nous fixons l'origine des besicles aux vingt dernières années du XIIIe siècle (1280).

Les dénominations employées les premières ont été : *céricle*, *béricle*, qui serait devenue *besicle*.

Véricle dérive du latin *vitriculus*, diminutif de *vitrum*, verre.

On a donné aussi comme origine à *besicle* le mot *berylus*, c'est à dire *béryl*, qui est le nom d'une variété d'émeraude jaunâtre, bon marché en joaillerie, qui fut, dit-on, employée fréquemment en lunetterie : *besicle* viendrait de *b'ricle*, en passant par *béryl*.

Mais il est plus que probable que l'appellation *besicles* a dû prendre naissance quand, au lieu de la loupe unique, on eut l'idée de placer devant chaque œil une petite loupe : *bis-oculus*.

En italien, on dit, *occhiali di naso* ; en espagnol, *antojo (ante oculos)*.

Plus tard, la forme arrondie des besicles a suggéré le nom de *lunectes*, puis *lunettes*. Ce nom est resté plus spécialement aux lunettes à branches, qui ont été adoptées bien longtemps après les premières besicles, lesquelles avaient la forme de *binocle*. Nous allons en parler dans le chapitre qui suit.

CHAPITRE II

Le Binocle

Lorsque l'idée de placer des verres convexes devant chaque œil eut été divulguée, on s'ingénia à les fixer dans un support pouvant tenir sur le nez.

Le binocle à l'origine était à grands verres ronds, façonné avec une substance suffisamment résistante, la corne d'abord, puis plus tard aussi le cuir et la baleine, même l'os.

Les gravures du XIVe au XVIIIe siècle, très nombreuses, montrent la façon de porter le binocle à cheval soit sur la racine du nez, soit près de l'extrémité de cet organe, ou bien encore tenu à la main au devant des yeux.

La forme qui a été adoptée la première pour le binocle est, cela n'est pas contestable, la forme angulaire ou articulée. Il nous sera facile d'en donner des preuves irréfutables.

Dans cette forme, les deux yeux, ronds, sont surmontés chacun d'une petite tige, qu'une rivure (1) assez serrée maintient ensemble à la partie supérieure pour dessiner un angle, qui est dirigé en haut, lorsque le binocle est sur le nez (figure 1).

(1) Le rivet ou clou avait fait donner à ces besicles le nom de *clouants*.

Le modèle reproduit ici en grandeur naturelle, et qui est en corne, appartient à la belle collection de Mme Alfred Heymann, de Paris. Dans cette collection, que j'ai eu la bonne fortune d'admirer, ont été réunis, depuis de longues années, avec une patience remarquable et un goût parfait, non seulement des besicles rares, mais surtout des étuis d'une grande richesse et des lorgnettes incomparables (voir la Bibliographie).

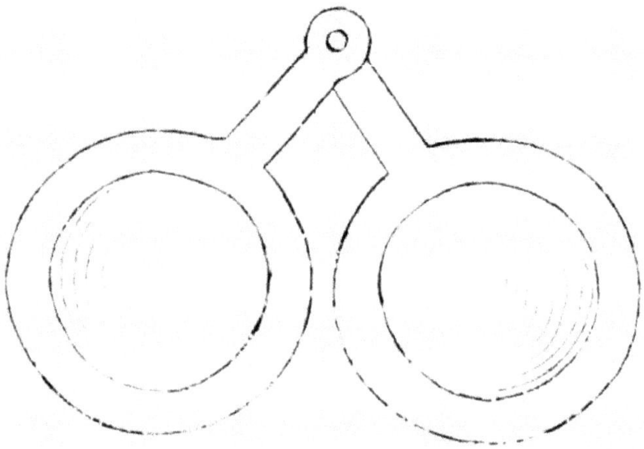

Figure 1.

L'une des plus anciennes gravures, sinon la plus ancienne, représentant un personnage en besicles, qu'on n'avait signalée dans aucune publication sur les lunettes avant 1906, est celle qui est figurée PLANCHE I.

Cette planche a été reproduite et agrandie d'après une gravure qui se trouve dans le *Glossaire Archéologique du Moyen Age et de la Renaissance*, par Victor Gay (1887). Mais l'original, très curieux, existe à la Bibliothèque Richelieu, manuscrits français, n° 7, f° 220 v°, et porte la date de 1380. Il est en tête d'un chapitre du second volume de la Bible. C'est une enluminure, disposée dans un P, et qui représente saint Paul. Il a sur le nez un binocle à forme articulée. Il est vêtu d'un manteau rouge; sa tunique est mauve. Sa main droite est étendue sur un livre, qui est maintenu ouvert par un doigt de la main gauche. Sur notre planche, la moitié droite du livre, qui est entière sur le manuscrit, n'est qu'indiquée, comme dans le Glossaire de Victor Gay.

Plusieurs chapitres sont consacrés aux célèbres épitres de saint Paul. En tête d'un autre chapitre, le même portrait du saint est donné, mais sans besicles.

Comme on le voit, un manuscrit de la fin du XIVe siècle indique pour la première fois un personnage en binocle, et ce binocle a la forme articulée.

Après cette gravure, je mentionnerai la reproduction qui a été mise en tête de l'ouvrage du Dr E. Bock. Elle

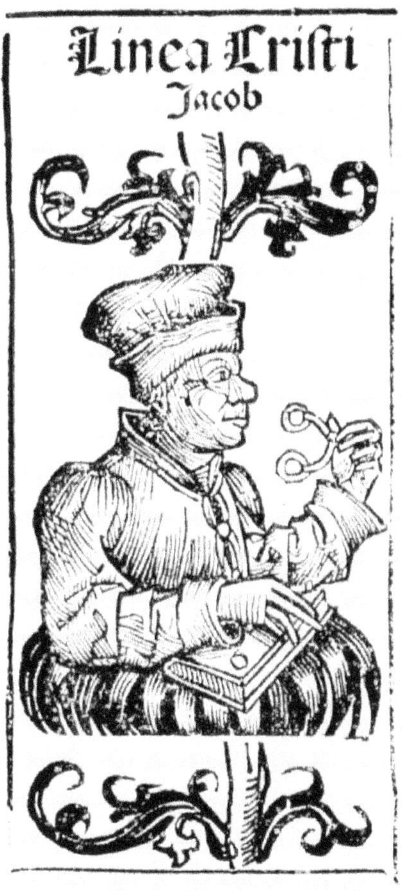

Figure 2.

représente l'empereur Sigismond investissant le seigneur de Nuremberg, avec la Marche de Brandebourg, le 17 avril 1417. C'est une image coloriée, dont la signature est contemporaine d'Ulrich Richenthal du Concile de Constance ; elle a été trouvée à la bibliothèque de Prague. Le Chancelier porte un binocle, peint en vert, à forme articulée.

Dans la *Chronique de Nuremberg*, qui est de 1495, on voit au « folium CXIII » un personnage au-dessus duquel est le nom « Jacob ». Il porte à la main un binocle à deux branches, qu'il se dispose à placer devant ses yeux pour lire un livre qu'il tient devant lui et qu'il s'apprête à ouvrir (figure ?).

Je dois mentionner encore deux sujets qui appartiennent à la collection du Docteur Hallauer, à Bâle.

D'abord : « Une consultation médicale » 1497, provenant du *Traité de Chirurgie* de H. Brunschweig.

Puis une caricature de 1517, dans laquelle les besicles sont montrées comme un objet de plaisanterie. Cette caricature est du *Brosamlein* de G. von Kaysersberg.

Dans ces deux images, un personnage tient à la main un binocle articulé. On en trouvera une bonne reproduction dans le Volume du Dixième Congrès international d'ophtalmologie. — Lucerne, 1904.

Les cinq gravures dont il vient d'être question sont parmi les plus anciennes de celles où figure un personnage avec binocle, et ce binocle a la forme articulée.

Dans la nomenclature des anachronismes (chapitre iv), nous indiquerons les tableaux où l'on voit la forme articulée. Mais nous dirons dès maintenant qu'on ne rencontre plus cette forme au cours du XVI⁰ siècle, ni à partir des siècles suivants.

L'autre forme de binocle, non articulée, à nez arrondi, portant de grands verres ronds, est faite d'une seule tige ou lame de cuir, de corne ou de baleine, contournée sur elle-même : les extrémités libres sont rattachées à la courbure nasale par des fils de fer, comme l'indique la figure 3.

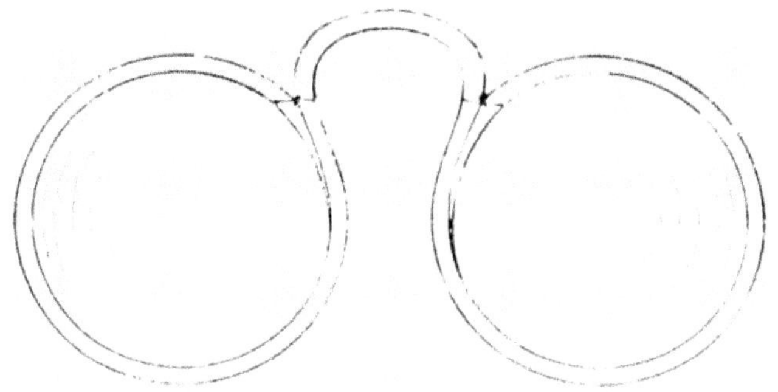

Figure 3.

Le binocle à forme arrondie n'apparaît dans les œuvres artistiques qu'au XVe siècle, et on ne le rencontre jamais au XIVe siècle ; tandis qu'au cours du XVIe siècle, puis dans la suite, c'est lui seul qui sera donné dans les tableaux ou les gravures.

Il y a lieu de rappeler ici la belle gravure de Jean Stradan, intitulée : *Conspicilla*, qui représente la boutique d'un marchand de binocles ; parmi tous les binocles figurés, il n'en est pas un seul de la forme articulée ; dans tous, le nez est arrondi. Cette gravure est de la deuxième moitié du XVIe siècle. Il en existe une reproduction dans le Volume du Congrès international de Lucerne, indiqué plus haut.

On comprend fort bien que le binocle articulé ait été le premier en date. Il semble logique que toute personne, voulant placer devant ses yeux des verres correcteurs, ait l'idée de fixer ensemble par une rivure les tiges qui les sou-tiennent. C'était, en somme, à l'origine, le moyen le plus pratique de constituer des besicles. Mais, à l'usage, l'arti-

culation de ce système finit par s'user, par devenir plus
lâche; le binocle ne tient plus sur le nez. Et c'est de là
qu'est venue l'invention du binocle à monture arrondie et
flexible, faisant ressort. De construction assez grossière au
début, le binocle à ressort s'est perfectionné petit à petit;
c'est cette forme qui a prévalu, et qui persiste encore de nos
jours, bien entendu mieux conditionnée et plus élégante
que le binocle primitif.

Quant au binocle articulé, il a cessé d'exister. Quelques
améliorations ont été tentées dans sa structure; mais comme,
le plus souvent, en raison de son peu de stabilité, il fallait
le tenir avec la main, il a été complétement détrôné par
le moderne face-à-main.

D'autres matières que la corne ont été employées à la
confection des montures de binocle : ce sont le bois, le fer,
l'acier, l'argent et l'or.

Parmi les binocles en corne, il y en avait de très richement travaillés.

On voit, dans le livre de J. Rouyer, trois montures en
corne, ouvragées, du xvi⁰ siècle, qui appartiennent au
Musée de Nuremberg.

La première montre le portrait du sénateur nurember-
geois Hahn (coq); elle porte ses armes : un coq.

La seconde, travaillée à jour comme la précédente, est
ornée des armes de la ville de Regensbourg (Ratisbonne).

La troisième est en corne peinte en rouge, avec un
blason et deux chimères.

Ce sont des spécimens de la lunetterie allemande à
cette époque. Ils sont curieux, mais lourds et peu artistiques.

Les modèles ont peu varié au xv⁰ et au xvi⁰ siècles ; ils
ont continué à manquer d'élégance. Au xvii⁰ siècle,
toujours en conservant la forme ronde des verres, on
adopte des ressorts en acier, qui excercent une pression
graduée et modérée sur le nez. Les montures deviennent

moins massives ; elles sont mieux travaillées. Ce qui n'empêche pas les modèles primitifs de rester encore en usage.

Au XVIII⁰ siècle, le travail est plus fin. Les verres, toujours ronds, sont sertis dans des montures plus légères, le plus souvent en acier, parfois en argent ou en or, et aussi en écaille.

Il faut mentionner une forme de binocle qui existait au XVIᵉ siècle : deux verres ronds, de grand diamètre, sont portés sur deux montures à manches longs et légèrement incurvés, qui sont articulés à leur extrémité libre, de façon à pouvoir être tenus par la main devant chaque œil ; les deux manches se replient entre deux lames pleines, parallèles, qui servent à les protéger. L'appareil est en corne ou en buffle. C'est, en somme, une double loupe qui peut donner, par la superposition des verres, une loupe simple. Il s'est transformé plus tard, sous le Directoire (1796), en un objet plus élégant que portaient les *incroyables*.

On comprend facilement que les premiers binocles, ayant tous la même forme, ne devaient pas tenir sur tous les nez. On s'explique donc que l'on ait cherché à rendre les verres plus stables. On imagina de suspendre le binocle à une branche que l'on insinuait sous les cheveux du front ou que l'on assujettissait au chapeau. Ces explications ont été fournies par l'auteur espagnol, Daça de Valdes (voir la Bibliographie). L'auteur dit à propos des verres avec attache au chapeau : « Ceci est seulement pour les princes, qui n'ostent point le chappeau à personne. » Et en effet, l'obligation de saluer n'était pas compatible avec le parfait équilibre de l'appareil. Pour obtenir plus de solidité, on fixa les montures par des fils ou des cordons, qui passaient autour des oreilles. On eut aussi l'idée d'enchâsser les verres dans une lanière de cuir, dont les extrémités s'attachaient derrière la tête : le cuir avait l'inconvénient de se détériorer par l'humidité ou la sécheresse ; mais ses avantages étaient le bon marché et la facilité des réparations, qui pouvaient être faites par le porteur lui-même ou par le premier cordonnier venu.

Outre la façon de porter le binocle dans la poche ou bien suspendu au cou, il faut signaler la place qu'on lui donnait dans la reliure du livre d'heures.

L'usage de la loupe, employée pour la lecture, est resté contemporain du binocle. C'était un moyen plus compliqué, puisque la main qui porte l'instrument ne peut être employée à un autre usage. Les dimensions de la loupe, utilisée de cette façon, étaient variables. On lui donnait aussi le nom de *manocle*, auquel on a substitué plus tard *monocle*.

L'emploi des étuis était chose courante. On les fabriquait en carton, en cuir ou en corne ; un peu plus tard, en buis sculpté, en ébène incrusté, en argent ou en or, plus ou moins garnis d'ornements, selon le prix qu'on y mettait. A signaler aussi le *galuchat*, très en vogue au XVIIIe siècle. Le galuchat, fait avec la peau de raie ou d'autres squales, était généralement teinté en vert.

Il faut même ajouter que la richesse de certains étuis dépassait de beaucoup tout ce qui se fait aujourd'hui. On peut en voir des modèles admirables dans la collection de Mme Alfred Heymann, qui a déjà été citée plus haut.

Les verres ronds ont persisté jusqu'au commencement du XIXe siècle. Les verres ovales ont été à cette époque importés d'Angleterre. On a continué depuis à en faire usage.

Pour quels motifs les verres ronds ont-ils eu une existence aussi longue ? C'était une habitude prise. On n'avait pas songé à alléger les montures en diminuant le poids des verres. Sans doute aussi trouvait-on plus de facilité à fabriquer les montures pour la taille du verre en forme ronde plutôt qu'en forme ovale. De nos jours, la forme ovale, ou plus exactement la forme elliptique, a prévalu. Cependant on conseille avec raison les verres ronds pour les écoliers.

Cela les empêche de regarder par dessus leurs lunettes et les oblige à conserver une attitude régulière du regard. Les verres elliptiques, au contraire, sont mieux tolérés par les presbytes, qui peuvent ainsi regarder par dessus leurs montures, pour voir à distance. On a remis actuellement à la mode les verres ronds, surtout pour en faire usage en faces-à-main, ce qui ne présente aucun inconvénient. Il faut cependant retenir que les verres de trop faible dimension, facilement adoptés dans un but d'élégance ou de coquetterie, sont bien moins favorables pour les yeux que les grands verres. Nos ancêtres avaient donc agi avec discernement.

Il ne paraît pas utile de compléter cette documentation par la citation de tous les tableaux, de toutes les gravures ou même des sculptures qui représentent des personnages avec binocle, du XIVᵉ au XVIIIᵉ siècle. Outre que la nomenclature en est fort longue, un certain nombre de ces sujets sont peu connus, ce qui nécessiterait une description parfois sans grand intérêt. D'ailleurs, ces œuvres d'art sont surtout curieuses à regarder dans les collections.

Des caricatures, composées dans un but satirique, existent aussi fort nombreuses dans différents ouvrages et dans les collections. On peut en voir quelques-unes dans le livre du Docteur E. Bock.

Il nous semble, pour terminer ce chapitre, devoir appeler l'attention sur un détail curieux, qui n'est évidemment qu'une coïncidence.

La figure du binocle ancien se trouve fidèlement dessinée à la partie supérieure du cou, derrière la tête d'un reptile, le *Naja tripudians* ou « Serpent à lunettes » de l'Inde et de la Perse. Si le binocle existait en réalité sur la tête de l'animal, il suffirait de le faire glisser un peu en avant, pour qu'il vienne se placer en face des yeux.

On pourrait donc dire plaisamment que ce reptile est, dans la création, le plus ancien porteur de besicles.

La figure 1, qui représente le « Serpent à lunettes » est empruntée à l'ouvrage *Les Animaux vivants du Monde*, de J. Cornish (Flammarion, édit., Paris). Elle se trouve

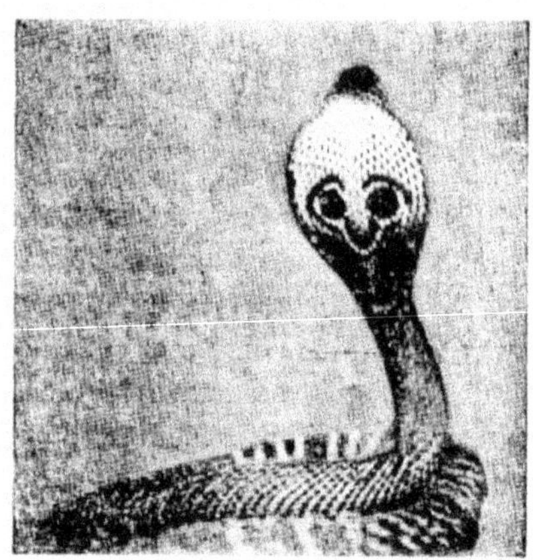

Figure 1.

dans l'article *Empoisonnements par les venins de serpents*, du Docteur Stephen Chauvet, tome « Intoxications », du *Traité de Pathologie médicale* de Sergent, Ribadeau-Dumas et Babonneix. (A. Maloine et fils, édit., Paris.)

CHAPITRE III

Les Lunettes à branches

Comme on l'a vu au chapitre précédent, pour arriver
à maintenir plus solidement le binocle sur le nez, on avait
imaginé de passer, à travers un trou pratiqué dans la substance de la monture, un fil ou un cordon qui allait s'en-
rouler autour de chaque oreille. On remarque cette disposition dans quelques gravures de la fin du xvie siècle et surtout
au xviie siècle. Il convient d'avoir eu sous les yeux les
modèles de binocles qui avaient cette destination. Car, si
l'on s'en tient à l'examen des gravures, sans être prévenu, on
peut supposer qu'il s'agit d'une double branche se bifur-
quant dès son point d'attache à la monture du binocle.

Dans le livre du Dr E. Bock, la figure 16 page 28
représente deux verres ronds enchâssés dans une lanière
de cuir, dont les extrémités vont en s'effilant, et sont assez
longues pour pouvoir s'attacher derrière la tête, après avoir
pris un point d'appui sur les oreilles. Cet appareil se trouve
au musée de Nuremberg, et porte la date de 1600.

Par conséquent, au xviie siècle se manifeste nettement
l'intention de donner plus de stabilité aux verres correcteurs, en maintenant leurs montures avec des liens retenus
aux oreilles ou autour de la tête. C'est là un acheminement
vers les véritables lunettes.

Dans les gravures de l'époque, on ne trouve que deux spécimens de ce genre de binocle à liens. C'est d'abord le portrait du Cardinal Inquisiteur Don Fernandez Nuño de Guevarra, du Musée national de Madrid, peint par le Greco (1547-1614 ; voir la *Chronique médicale*, numéro du 1er mars 1911, page 154). C'est ensuite le portrait gravé du célèbre médecin Hieronymus Capivaccens ou Capo di Vacca, né à Padoue au commencement du XVIe siècle, mort en 1589. Ce portrait figure en tête du gros volume de ses œuvres ; il a été reproduit d'autres fois (voir page 12 de l'ouvrage de Mme Alfred Heymann).

Les lunettes à branches articulées n'ont réellement fait leur apparition qu'au XVIIIe siècle. On ne les voit dans les gravures qu'à partir de cette époque. Le binocle continue à exister concurremment, mais n'est pas supplanté par les lunettes à branches.

Les premières montures, pourvues de grands verres ronds, affectaient des formes lourdes, massives. Elles paraissaient être l'œuvre plutôt de forgerons que de lunetiers. Aussi à cause de leur poids étaient-elles pourvues de doubles branches pouvant se replier derrière les oreilles. Souvent aussi les extrémités des branches étaient en forme de larges anneaux, probablement pour y adapter des cordons et nouer ces derniers en arrière de la tête.

La matière dont on fabriquait les montures de lunettes étaient la corne, la baleine, le fer, le plomb, le cuivre, l'acier, enfin l'argent et l'or. Ce n'est qu'à la fin du XVIIIe siècle que l'on fit des lunettes moins lourdes.

Les étuis avaient des dimensions en rapport avec celles des lunettes, et, de nos jours, on les trouverait peu portatifs. Leur richesse dépendait du prix que l'on pouvait y mettre.

Quel a été l'inventeur des lunettes à branches ? Probablement un opticien, dont le nom est resté jusqu'à présent inconnu.

J. Rouyer, dans son excellent ouvrage (voir la Bibliographie), s'exprime dans les termes suivants :

« L'opticien Thomin, dans son instruction sur l'usage des lunettes, datée de 1746, parle des lunettes montées en cuir apprêté, en écaille, à ressort d'or, d'argent et d'acier, à la manière d'Angleterre, très propres et très commodes sur le nez, des porte-lunettes d'acier, des étuis de chagrin et de façon de chagrin, de roussette et de requin ; il annonce aussi des lunettes à branches d'argent et d'acier qui *tiennent aux tempes et n'empêchent pas la respiration*. Voilà donc ici, et bien désignées, les lunettes à branches. C'est la première fois et dans le premier livre écrit par un opticien français que nous voyons les lunettes à branches décrites à côté des lunettes sans branches. Sommes-nous au début de cette création, ou est-elle antérieure à la publication du petit livre de l'opticien Thomin, c'est ce que nous ne pouvons que conjecturer. Cette modification dans la forme des lunettes ne saurait du reste remonter bien au delà de 1746, puisque le *Glossaire* de Delaborde, qui date de 1726, dans la description assez détaillée qu'il donne de la forme des lunettes, ne mentionne pas les lunettes à branches. Nous pensons donc, en prenant un terme moyen, pouvoir assigner approximativement à l'année 1735 la modification apportée aux lunettes par l'adjonction des branches à tempes. »

Les types des premières lunettes se vendaient encore il y a une cinquantaine d'années, et on les voit figurer sur les catalogues de nos anciens opticiens.

Comme pour les binocles, la forme elliptique des verres a commencé à remplacer les verres ronds au XIXe siècle.

Pour montrer combien il est important de s'entourer de documents précis dans toutes les recherches historiques, nous donnerons les exemples suivants, qui sont des plus instructifs :

1° Dans les *Bulletin et Mémoires de la Société d'Anthropologie de Paris*, de l'année 1910 n° 1 , MM. Paul Gaudin et Félix Regnault ont publié un article intitulé : « Une paire de lunettes antiques », dont nous citerons les principaux passages :

Il s'agit d'un binocle (les auteurs ont employé constamment le terme *lunettes*) trouvé dans les fouilles de Smyrne.

« Sa forme est particulière, et comprend deux montures, faites chacune d'une lame de métal recourbée en forme de cercle dont les extrémités présentent à leur partie interne un écart de deux centimètres. Ces lames offrent à leur partie concave une rainure pour contenir les verres. L'un des deux verres, fortement oxydé, existe encore à sa place : c'est un verre de trois centimètres et demi de diamètre, présentant deux faces convexes comme un verre de presbyte.

« La partie nasale des lunettes est formée de deux tiges de métal courbes, unies l'une à l'autre par une charnière en bon état, permettant de plier le binocle. Les deux tiges portent chacune à leur extrémité opposée un anneau. Les montures sont rattachées à la partie nasale par deux chaînettes qui se fixent à ces anneaux. Ces chaînettes paraissent être un raccommodage postérieur aux pièces capitales.

« Ces lunettes se portent comme un double monocle... La partie nasale enfourche la racine du nez et s'y maintient sans la serrer. Il est toujours facile de mettre ces lunettes pourvu qu'on ait des orbites assez hautes pour le verre subsistant. Elles se maintiennent parfaitement sans fatigue ni contraction.

« Comme M. Paul Gaudin n'a point vu ces lunettes *in situ*, on peut objecter qu'il s'agit d'un terrain remanié. Nous ne pouvons certifier l'âge de cet objet. Était-il bysantin ou grec ? On admet actuellement que les Grecs ignoraient l'emploi des lunettes et que celles-ci ne furent découvertes en Occident qu'à la fin du XIIIe siècle. »

L'examen de la figure qui accompagne ce travail montre qu'elle représente tout simplement un binocle du XVIe ou du XVIIe siècles, d'une forme bien connue de ceux qui ont étudié l'histoire des lunettes. Ce binocle a été vraisemblablement perdu dans les fouilles par un explorateur ou par un touriste à l'époque ci-dessus, ou même plus tard. Mais il n'a sûrement pas l'antiquité que sembleraient lui attribuer les auteurs et qui risquerait d'être admise par des personnes peu au courant de la question.

C'est pourquoi nous avons cru bon de donner cette rectification dans notre travail historique sur les besicles.

2° Dans la cathédrale de Thann (Haute-Alsace), existent des stalles célèbres en bois sculpté. On y voit six figurines très originales qui, par leur aspect, par les costumes des personnages, semblent appartenir au XVIe siècle. L'une de ces figurines, qui représente un savetier, porte des lunettes à branches et à verres ronds.

Ceci pourrait faire croire aux visiteurs de la cathédrale de Thann que les lunettes à branches existaient au XVIe siècle, ce qui serait en contradiction avec ce que nous avons avancé plus haut.

Après une enquête faite sur les lieux mêmes, il a été facile de s'assurer que les figurines sont du siècle dernier ; elles ont été composées dans le genre ancien, mais sans avoir la prétention de reproduire des modèles anciens ; quant aux lunettes, elles sont une simple fantaisie du sculpteur.

Comme de semblables situations peuvent être rencontrées, il était utile de faire ressortir que des investigations sérieuses sont toujours indispensables, avant qu'une affirmation positive puisse être lancée et surtout imprimée. Il convient même de dire à ce propos que, lorsqu'une paire de lunettes à branches est signalée dans un tableau, sur une gravure ou une statue, on est en droit de certifier que cette œuvre d'art n'est pas antérieure au XVIII° siècle.

Nous pouvons donc affirmer, pour conclure, que les binocles n'ont été connus qu'à partir du XIV° siècle, qu'ils ont été exclusivement en usage jusqu'au XVIII° siècle, époque à laquelle les lunettes à branches ont fait leur apparition. Il n'est pas question ici des verres correcteurs, auxquels un chapitre spécial sera consacré. Nous n'avons envisagé que la disposition des montures.

CHAPITRE IV

Les Anachronismes

Un point très curieux de l'histoire des lunettes est celui qui se rapporte aux *anachronismes*. Il s'agit de sculptures, de gravures, de tableaux, de vitraux, de tapisseries, où l'on voit figurer des personnages avec des besicles. Ces œuvres reproduisent, soit des scènes du Nouveau Testament, soit des saints des premiers siècles de l'ère chrétienne ; elles ont eu pour auteurs des artistes ou des maîtres du XVe, du XVIe et du XVIIe siècles, époques auxquelles existaient les besicles ; mais les personnages représentés n'en portaient certainement pas, puisque leur invention à la fin du XIIIe siècle est postérieure de plusieurs siècles aux épisodes du Nouveau Testament.

Les artistes qui, eux, étaient contemporains des premières lunettes et s'en servaient s'ils en avaient besoin, ont cru bien faire de pourvoir de besicles ceux auxquels ils croyaient devoir en octroyer de par leur âge ; ils pensaient exprimer ainsi la réalité.

On remarquera que, dans toutes ces compositions qui ont vu le jour du XIVe au XVIIe siècle, on ne trouve absolument que la monture en forme de binocle, et qu'il ne se rencontre pas une seule paire de lunettes à branches.

Nous allons donner, par ordre chronologique, la

nomenclature des *anachronismes* actuellement connus et qui sont au nombre de plus de soixante-cinq. C'est le binocle à forme arrondie, non articulée, toujours à verres ronds, bien entendu, qui se voit le plus fréquemment. Nous ne signalerons donc la forme du binocle que lorsqu'il s'agira de la forme angulaire ou articulée (clouants).

1. MANUSCRITS FRANÇAIS, n° 7, 1380. *Saint Paul.* Enluminure. Bibliothèque Richelieu.

    (Binocle articulé, porté sur le nez.) *Planche I.* (Page 16.)

2. EYCK (Jean van). 1390-1440. École Flamande. *Sainte Vierge, Saint George et Saint Donatien ; à genoux le chanoine George van der Pale.* Peinture. Musée de Bruges.

    (Binocle articulé, que le chanoine tient à la main.)

On pourrait peut-être contester à cette œuvre le droit de figurer parmi les anachronismes ; le chanoine était contemporain du peintre, et son âge le mettait dans l'obligation de porter un binocle ; mais les personnages religieux, au milieu desquels il a fait reproduire son portrait, le reportent à l'époque du Nouveau Testament, et ces personnages n'ayant pas pu voir un de leurs semblables en binocle, il n'y a aucune faute à ranger ce magnifique tableau parmi les anachronismes, où son ancienneté lui assigne l'un des premiers rangs.

3. CRIVELLI (Carlo). 1430 ?-1495 ? École Vénitienne. *Saint Pierre et Saint Paul.* Peinture. Pinacothèque de l'Académie royale. Venise.

    (Binocle articulé, porté sur le nez par saint Pierre.)

4. WOHLGEMUTH (Michaël). 1434-1519. École de Nüremberg. Prédelle du Rétable du maître autel. *Saint Pierre.* Église Saint-Jacques, à Rottembourg (Bavière).

    (Binocle articulé, maintenu sur le nez avec la main droite.)

5. GHIRLANDAJO (Domenico). 1449-1498. École Florentine. *Saint Gérôme lisant.* Peinture. Église di Ognissanti, à Florence.

    (Binocle articulé, accroché à un pupitre.)

6. GHIRLANDAJO (Domenico). 1449-1498. École Florentine.
Mort de saint François. Peinture. Église de la Trinité, à
Florence.

    (Binocle articulé, sur le nez d'un évêque.)

7. ALUNNO (Niccolo). 1430-1502 ? École Ombrienne. *Le Cou-
ronnement de la Vierge, plusieurs saints et autres sujets.*
Tryptique. Pinacothèque du Vatican, à Rome.

    (Binocle articulé, sur le nez de saint Philippe.)

8. ALUNNO (Niccolo). 1430-1502 ? École Ombrienne. *Saint
Jérôme.* Peinture. Galerie Corsini, à Rome.

    (Binocle articulé, porté sur le nez.)

9. METSYS (Quentin). 1450-1530. École Flamande. *La Vierge
triomphante.* Peinture. Musée de l'Ermitage à Saint-
Petersbourg.

    (Binocle articulé, qu'un personnage se dispose à mettre
sur le nez.)

Il faut rappeler, du même maître, le superbe tableau *Les Avares*, dans
la galerie royale du château de Windsor. Ce n'est pas un anachronisme ,
mais l'un des avares a sur le nez un binocle de l'époque, dont la conforma-
tion est identique à celle du binocle porté par le personnage du tableau
mentionné ci-dessus.

10. METSYS (Quentin). 1450-1530. École Flamande. *Saint
Jérôme.* Peinture. Musée de Reims.

    (Binocle, retenu au pupitre.)

11. RETABLE peint. Première moitié du XV° siècle. École Française. Parmi les figures des douze apôtres : *Saint Paul.*
Musée de Cluny, n° 1687.

    (Binocle, sur le nez.)

12. RETABLE du XV° siècle. *La Présentation au temple.* Sculpture du musée de Reims.

    (Binocle, sur le nez d'un personnage, maintenu avec la
main droite.)

13. RETABLE de la fin du XV° siècle. Une des neuf scènes, la hui-
tième, représente *La Circoncision.* Église de Fromentières
(Marne).

    (Binocle, sur le nez du grand prêtre.)

14. Même Retable. Neuvième scène. *L'Adoration des Mages*.

(Binocle articulé, sur le nez d'un des personnages.)

15. Maître Hollandais du xve siècle. *Pius Joachim*. Peinture. Musée de Bâle.

(Binocle articulé, suspendu au mur, à la hauteur de la tête.)

16. Plafond en bois sculpté et doré du xve siècle. *Saint Jean*. Académie des Beaux-Arts de Venise.

(Binocle articulé, posé sur une table de travail.)

17. Miniature. Fin du xve siècle. *Saint Luc*. Collection du Docteur Forren, à Strasbourg.

(Binocle articulé, placé sur le bout du nez.)

18. Claus Sluter. Commencement du xve siècle. *Puits de Moïse*. Sculpture. Ancienne Chartreuse, à Dijon. Reproduction au Musée du Trocadéro.

(Binocle, sur le nez du prophète Jérémie.)

Seul anachronisme de l'Ancien Testament.

19. Tapisserie de 1480. *Légende de l'homme riche et du pauvre Lazare*. Collection du Docteur Hallauer, à Bâle.

(Binocle, sur le nez d'un moine.)

20. Holbein (Hans), le Vieux. 1450-1524. École Allemande. *Mort de Marie*. Peinture. Musée de Bâle.

(Binocle articulé, sur le nez d'un des personnages lisant.)

21. Schongauer (Martin). 1450-1491. École Allemande. *Mort de Marie*. Dessin. Collection du Docteur Brettauer, à Trieste.

(Binocle articulé, tenu de la main gauche, par un des personnages, au dessus du livre qu'il lit.)

22. École de Castille. xve siècle. *Mort de la Vierge*. Peinture. Le Prado, à Madrid.

(Binocle articulé, avec fente à la partie inférieure : même attitude que dans l'œuvre précédente.)

23. CALCAR (Jan de). Fin du XVᵉ siècle. École Vénitienne. *Mort
    de Marie*. Peinture. Église de Calcar (duché de Clèves).
        (Binocle, très avancé sur le nez d'un des personnages
    lisant.)

24. MAÎTRE DE LA MORT DE MARIE. 1460-1519. *Mort de Marie*.
    Peinture. Musée de Cologne.
        (Binocle, tenu de la main droite par un personnage
    lisant.)

25. VITRAIL. 1509. *La Mort de la Vierge*. Cathédrale de Châlons-
    sur-Marne.
        (Binocle, sur le nez d'un personnage lisant.)

26. MAÎTRE DE LA MORT DE MARIE. 1460-1519. *Saint Jérôme*.
    Peinture. Musée provinciale, Hanovre.
        (Binocle, posé sur une table.)

27. MAÎTRE DE LA MORT DE MARIE. 1460-1519. *La Sainte Famille*.
    Peinture. Collection Salting, à Londres.
        (Binocle, sur le nez de saint Joseph lisant.)

28. PEINTRE bourguignon ou lyonnais, vers 1495. *La Mort de
    la Vierge*. Peinture. Musée de Lyon.
        (Binocle articulé, sur le nez d'un personnage lisant.)

29. ÉCOLE NÉERLANDAISE, XVᵉ siècle. *Saint Bernard en ado-
    ration devant la Vierge et l'Enfant Jésus*. Peinture. Musée
    de Bruxelles.
        (Binocle, déposé sur un livre devant le saint.)

30. HEMESSEN (Jan van). 1500-1566 ? École Flamande. *Saint
    Jérôme*. Peinture. Musée de Bruxelles.
        (Binocle, sur une table devant le personnage.)

    Ce numéro devrait se trouver, par ordre chronologique, après le numéro
41 : il a été inscrit à cette place, parce qu'il fait pendant, au Musée de
Bruxelles, au numéro 29.

31. VINCI (Léonard de). 1452-1519. École Florentine. *L'Enfant
    Jésus avec des besicles dans la main*. Peinture. Collège
    Goldzieher, à Budapest.
        (Ce sont les besicles de saint Joseph, qui est figuré au

deuxième plan ; on les retrouve sur le nez du saint dans
le n° 27.)

32. RUDIMENTUM NOVICIORUM. 1475. *Le Philosophe Pythagore*.
Gravure. Lübeck. L. Brandis.

(Binocle, sur le nez.)

Premier sujet non religieux de cette nomenclature.

33. CRANACH (Lucas-Sunder), dit le Vieux. 1472-1553. École
Allemande. *La Femme adultère devant Jésus-Christ*. Peinture. Pinacothèque de Munich.

(Binocle, qu'un des personnages ajuste sur le nez avec
la main gauche. Les verres du binocle ont l'apparence de
verres concaves.) *Planche II*.

34. DÜRER (Albert). 1471-1528. École Allemande. *Le Sacrifice
de Joachim*. Gravure. Collection du Docteur Bourgeois.

(Binocle articulé, que l'un des personnages maintient
sur son nez avec la main droite.)

35. CARPACCIO (Vittore). 1470-1519. École Vénitienne. *Funé-
railles de Saint Jérôme*. Peinture. Scuola de San Giorgio
e Trifone, à Venise.

(Binocle, sur le nez d'un moine lisant.)

36. VECELLI (Tiziano), dit le Titien. 1477-1576. École Vénitienne. *Le Denier de César*. Peinture. Galerie nationale
de Londres.

(Binocle, sur le nez d'un des personnages.)

37. ÉCOLE ALLEMANDE. XVᵉ siècle. *Saint Pierre et Sainte Doro-
thée*. Peinture. Galerie nationale de Londres.

(Saint Pierre tient élégamment son binocle de la main
gauche, un peu au dessous de la ceinture.)

38. GEERTGEN (van Saint-Jans). Deuxième moitié du XVᵉ siècle.
École Hollandaise. *Le Sacrifice expiatoire du Christ*.
Peinture. Musée d'Amsterdam.

(Binocle, posé sur la Bible ouverte.)

39. Ring (von Hermann tom). XVIᵉ siècle. École Allemande.
   Virgile. Peinture. Musée d'Augsbourg.

   (Binocle articulé, que le poète tient délicatement de
   la main droite, au devant de ses yeux, et sans appuyer
   le binocle sur le nez.) *Planche V* (voir à la fin de ce chapitre).

   Deuxième sujet non religieux de cette nomenclature. Virgile a vécu de
70 à 19 avant J.-C. Pourtant, on a cru deviner la prédiction de la venue du
Messie dans les deux vers inscrits au bas du tableau, et qui sont tirés de la
4ᵉ églogue :

> *Ultima Cumaei venit jam carminis ætas ;*
> *Magnus ab integro seclorum nascitur ordo.*
> « Il s'avance enfin le dernier âge prédit par la Sybille ;
> Je vois éclore un grand ordre de siècles r. naissants »

40. Bonifazio II Veronese. 1491-1553. École Vénitienne. *Le
   Christ et la Femme adultère*. Peinture. Musée du Louvre.

   (Binocle, que l'un des personnages tient dans la main
   droite.)

41. Vos (Martin de). 1532-1603. École Flamande. *Tentation
   de Saint Antoine*. Peinture. Musée d'Anvers.

   (Binocle, très appliqué sur le nez d'un personnage dia-
   bolique.)

42. Leyden (Lucas van). 1494-1533. École Flamande. *Saint
   Marc*. Peinture. Musée d'Anvers.

   (Binocle à la main.)

43. Heemskerck (Martin van). 1498-1574. École Hollandaise.
   Saint Luc faisant le portrait de la Vierge. Peinture. Musée
   de Harlem.

   (Binocle, sur le nez.)

44. Gravure Hollandaise. XVIᵉ siècle. *Saint Luc, évangé-
   liste*. Collection du Docteur Bourgeois.

   (Binocle, sur le nez.) *Planche III*.

   Saint Luc était d'Antioche et avait été médecin. Il fut longtemps, en
France, le patron des médecins.

45. Mainardi (Andrea), dit Chiavighino. Fin du XVIᵉ siècle.

École de Crémone. *Le Sauveur comprimé sous un pressoir.* Peinture. Église di S. Agostino, à Crémone.

(Binocle, sur le nez d'un des spectateurs.)

46. GLOCKENDON (Nicolo). XVIe siècle. École Allemande. *La Circoncision.* Miniature. Manuscrit de la Vie de Jésus-Christ. Bibliothèque d'Este, à Modène.

(Binocle, sur le nez du grand prêtre.)

47. GLOCKENDON (Nicolo). XVIe siècle. École Allemande. *Judas vendant le Christ.* Miniature. Manuscrit de la Vie de Jésus-Christ. Bibliothèque d'Este, à Modène.

(Binocle, sur le nez d'un des personnages.)

48. CARACCI (Lodovico), dit le Carrache. 1555-1619. École Bolonaise. *La Vocation de Saint Mathieu.* Peinture. Pinacothèque de Bologne.

(Binocle, tenu de la main droite par l'un des personnages, au devant des yeux.)

49. GOLZIUS (Henri). 1558-1616. École Hollandaise. *Saint Paul.* Gravure. Collection de Mme Alfred Heymann.

(Binocle, sur le bout du nez.)

50. CARDI (Lodovico) da Cigoli. 1559-1613. École Florentine. *Circoncision de Jésus-Christ.* Peinture. Église San Francesco, à Prato, près Florence.

(Binocle, sur le nez d'un des personnages.)

51. RUBENS (Pierre-Paul). 1577-1640. École Flamande. *Jésus chez Simon le Pharisien.* Peinture. Musée de l'Ermitage, à Saint-Pétersbourg.

(Binocle, que l'un des personnages ajuste sur son nez avec la main gauche.)

52. VAROTARI (Alessandro), dit Le Padouan. 1590-1650. École Vénitienne. *La Femme adultère.* Peinture. Galerie du Belvédère, à Vienne.

(Binocle, sur le nez d'un des personnages.)

53. BOULONGNE (Jean de), dit Le Valentin. 1591-1634. École Française. *Le Denier de César.* Peinture. Musée du Louvre.

(Binocle, sur le nez d'un des personnages.)

54. RIBERA (José de) Spagnoletto. 1588-1656. École de Valence.
Saint Jérôme. Peinture. R. Galleria Uffizi, à Florence.

(Binocle, posé devant le saint.)

55. JORDAENS (Jacob). 1593-1678. École Flamande. *Jésus
chassant les vendeurs du Temple*. Peinture. Musée du
Louvre.

(Binocle, sur le nez de deux personnages, un homme et
une vieille femme.)

56. JORDAENS (Jacob). 1593-1678. École Flamande. *Jésus-
Christ fait des reproches aux Pharisiens*. Peinture ; d'une
collection particulière. D'après une gravure de Réveil.

(Binocle, sur le nez d'un des personnages.)

57. ZURBARAN (François). 1598-1662. École Espagnole. *Saint
Pierre Nolasque et saint Raymond de Pennafort*. Peinture ;
d'une collection particulière. D'après une gravure de
Réveil.

(Binocle, sur le nez d'un des personnages.)

58. PAREJA (Juan de). 1606-1670. École Espagnole. *La Vocation de saint Mathieu*. Peinture. Musée de Madrid.

(Binocle, sur le nez d'un des personnages.)

59. METSU (Gabriel). 1630-1667. École Hollandaise. *La Femme
adultère devant Jésus-Christ*. Peinture. Musée du Louvre.

(Binocle, que l'un des personnages maintient sur le
nez avec la main droite.)

60. PÈRE D. HIERONIMUS. *Solitude ou Vie des Pères ermites
et des anachorètes (hommes et femmes)*.

Jacques Honervogt, éditeur. Paris. 1636. — Recueil
de 112 gravures (12 × 18). Quatre Pères âgés portent un
binocle sur le nez : ils se nomment : *Evagrius, Ammon,
Palamon, Marinus* (IVᵉ au VIᵉ siècle). D'autres personnages, aussi âgés, n'ont aucun binocle.

De la Bibliothèque de M. Wendling, sculpteur de la
Cathédrale de Reims.

61. GRÉVE (Guillaume-Ernest). Commencement du XVIIᵉ siècle. *Descente du Saint-Esprit*. Peinture. Église Saint-Agricol, à Avignon.

(Binocle, que l'un des personnages maintient sur le nez avec la main droite.)

62. MIGNARD (Nicolas). 1608-1668. *Scène de la vie de saint Véran*. Peinture. Église de Cavaillon.

(Monocle, que l'un des personnages tient devant son œil droit avec la main droite.)

63. JOHANN WIRIER et ANDREAS TROST. 1679. *Jésus devant Pilate*. 9ᵉ feuille du passionnaire *Dominicæ Passionis Icones*. Musée Rodolfinum, à Laibach.

(Binocle, sur le nez de Pilate.)

64. PEPERSACK. 1640. *Jésus au milieu des Docteurs*. Tapisserie de la Cathédrale de Reims.

(Monocle, que l'un des Docteurs tient avec la main gauche à peu de distance de son visage.)

65. PEPERSACK. 1640. *La Présentation*. Tapisserie de la Cathédrale de Reims.

(Binocle, que l'un des personnages tient avec la main droite au devant de ses yeux.) *Planche IV*.

Cette magnifique tapisserie, qui se trouvait à l'Archevêché de Reims, a disparu pour toujours dans l'incendie du monument par l'artillerie allemande (guerre de 1914-1918).

66. PISCATOR (Nicolas-Jean). 1674. Sans indication de localité. *Theatrum Biblicum historiæ sacræ veteris et novi testamenti*, constitué par la réunion des œuvres de peintres et de sculpteurs du XVIIᵉ siècle et des époques antérieures.

Quatre sujets :

1° *Saint Pierre chez le centurion Cornelius.*
2° *Saint Paul à Jérusalem devant le Conseil des Prêtres.*
3° *Saint Paul devant le proconsul Félix.*
4° *Judas va trouver les Juifs pour livrer le Christ.*

Ces sujets ont été composés par Jean Stradan, peintre

flamand, né à Bruges en 1526, mort vers 1605, qui a déjà
été mentionné au chapitre II, à propos de son œuvre :
Conspicilla.

(Dans les trois premiers sujets, les personnages ont
leur binocle sur le nez. — Dans le quatrième sujet, le
personnage tient un monocle avec la main droite au
devant de son œil droit.)

Il s'agissait là d'un recueil de 150 pièces, formant un volume important qui appartenait à la Bibliothèque de l'Archevêché de Reims, et qui,
par conséquent, a été anéanti dans la destruction du monument par le
bombardement allemand.

67. YSELIN (Heinrich). Vers 1490. École Allemande. *Saint
    Luc*. Buste en bois sculpté, des stalles du chœur du
    cloître de Weingarten (sur le lac de Constance). Musée
    national de Munich).

(Binocle angulaire, tenu de la main droite au dessus
du nez.)

Cet anachronisme, qui devrait porter le numéro 17 bis, m'a été
rapporté, après le tirage des épreuves, d'un voyage effectué en Bavière
par Mme Dupuis-Calvary, du Barreau de Paris, dont pour lequel de sincères
remerciements lui sont adressés.

Au XVIIe siècle semble s'arrêter la nomenclature des
anachronismes. Du moins n'a-t-on pas encore signalé de
personnages en besicles dans les sujets religieux composés
à partir de la fin du XVIIe siècle.

Il paraît probable que le nombre des anachronismes
est supérieur à celui qui vient d'être donné. Les collections
particulières notamment doivent en renfermer, dont on ne
parlera peut-être jamais.

Notre collection comprend des reproductions soit en
gravures, soit en photographies de tous les anachronismes
qui ont été énumérés, excepté les sujets classés sous les
numéros 23, 24, 32, 42, 43, 50 et 63.

C'est à l'amabilité du Docteur Parisotti (de Rome) que
sont dues les photographies des numéros 5, 6, 7 (des plus
anciens anachronismes), 35, 45 et 48.

Le Docteur Pansier a fait don des photographies des numéros 61 et 62.

Le Docteur Hallauer (de Bâle) a gracieusement offert les numéros 15, 19 et 20.

Le numéro 11 est une gracieuseté du Docteur Demets d'Anvers.

C'est grâce au Docteur A. Terson (de Paris) que nous a été révélée l'existence du rétable du Musée de Cluny (numéro 11).

Les numéros 13 et 14 sont de superbes photographies dues à l'éminent artiste, M. Durand, de Châlons-sur-Marne.

Parmi les plus belles reproductions, il convient de signaler celles qui viennent de la maison Braun, de Paris : elles se font remarquer par leur perfection et leur grande allure. Ce sont les numéros 2, 9, 27, 36, 40, 51, 52, 53, 55 et 59.

Mᵐᵉ Alfred Heymann, de Paris, a droit à de nombreux remerciements pour son empressement à nous signaler les numéros 4, 8, 16, 38, 42, 43 et 49. On peut admirer dans son beau livre (voir la Bibliographie) les reproductions de toutes ces œuvres, sauf les numéros 42 et 43, qui sont seulement mentionnés.

Le numéro 58 a été donné par le Docteur Cabanès, et c'est grâce à son intéressante publication *La Chronique médicale*, que l'on voit figurer ici la reproduction de la PLANCHE V.

C'est au Docteur Albertotti (de Padoue) qu'est due la découverte et la communication des numéros 16 et 17 (voir la Bibliographie).

On remarquera que presque toutes les Écoles sont représentées. Ce qui prouve que, dans tous les pays, les peintres ont commis la même erreur. Cela montre aussi que les binocles étaient connus dans la plupart des contrées de l'Europe, aux époques où vivaient les artistes signalés dans ce travail.

Il y a lieu de faire ressortir encore que, pour certaines toiles, les sujets se trouvent être les mêmes, bien qu'affectant une autre disposition. C'est ce qui se présente pour les compositions suivantes :

La Circoncision figure trois fois. *La Présentation*, deux fois ; on trouve sept fois *La Mort de Marie*, quatre fois *La Femme adultère*, deux fois *La Vocation de saint Matthieu*. Parmi les saints, *Saint Pierre* figure trois fois. *Saint Paul* et *Saint Luc*, quatre fois.

Mais c'est *Saint Jérôme* qui a fourni le plus de tableaux avec binocle ; notre nomenclature en comprend six. Et il en existe certainement un plus grand nombre. C'est lui qui tient le record. Ceci explique pourquoi l'on a eu l'idée, au XVIIe siècle, d'attribuer à saint Jérôme une part dans l'invention des lunettes, comme cela a été signalé au chapitre I. Saint Jérôme a vécu au IVe siècle de notre ère, par conséquent neuf siècles avant l'apparition des besicles.

A propos de cette répétition des mêmes sujets, on est en droit de supposer que l'artiste le moins ancien s'était inspiré de celui ou de ceux qui l'avaient précédé dans la composition analogue. Et cela est si vrai que le personnage en binocle a, dans les sujets identiques, une attitude qui frappe par sa similitude ; c'est, en général, un vieillard avec binocle sur le nez ou tenu à la main dans le voisinage des yeux.

Les catalogues des musées ne font pas mention de la présence des besicles dans les tableaux anciens. C'est là une lacune qui devra être comblée dans les prochaines éditions, en expliquant au préalable que ces besicles n'existaient pas au temps où vivaient les personnages représentés.

Rappelons ici quels sont les anachronismes qui se trouvent dans les musées de Paris. Ce sont les numéros 1, 11, 40, 53, 55 et 59.

Sous le rapport de l'histoire des lunettes, l'étude des anachronismes nous renseigne exactement sur les deux formes de binocle, dont il a été parlé précédemment, la forme articulée (clouants), que l'on ne voit plus après le XVIe siècle, et la forme arrondie, qui persiste après cette époque, mais qui a fait son apparition dans les gravures après la forme articulée.

Nous insisterons encore une fois sur cette particularité que, dans toutes ces reproductions, pas une seule fois ne figurent des lunettes à branches. Ce qui apporte une preuve de plus à ce fait que les binocles ont précédé de beaucoup les lunettes, et que ces dernières n'ont commencé à être connues que dans le courant du XVIIIe siècle.

CHAPITRE V

Pièces et Médailles à Binocle

En même temps que les binocles apparaissaient dans les armoiries, on les voyait figurer sur les médailles et les pièces de monnaie.

La planche 13 de l'ouvrage de Mme Alfred Heymann en donne quelques spécimens, et montre notamment, avec ses couleurs, le blason des lunetiers-miroitiers au XVIe siècle.

Un certain nombre de monnaies et de médailles ont été conservées. On pouvait en admirer une belle collection, présentée par le Docteur Brettauer (de Trieste) au Xe congrès international d'ophtalmologie tenu à Lucerne en 1904.

Le Docteur Brettauer est mort depuis plusieurs années et toutes les richesses qu'il possédait ont été données au Musée de Vienne.

Aux pièces déjà connues, nous ajouterons celles qui sont reproduites sur la *Planche VI* ; et, pour les étudier toutes, nous pensons qu'on peut établir les cinq catégories suivantes : 1° Pièces de monnaie ; 2° Pièces historiques ; 3° Pièces de corporations ; 4° Jetons de jeu ; 5° Pièces satiriques.

1° Pièces de monnaie. — Une pièce des plus rares, de la collection du Docteur Brettauer, figure dans l'ouvrage du Docteur Pansier (page 62). C'est un ducat danois, qui porte la date de 1617. On voit à l'avers l'image du roi Christian IV ; au revers, au dessous d'un binocle, les mots : *Vide mira Domi(ni)*.

Ce ducat était en or. Plusieurs pièces du même genre avaient été frappées, à la suite de la découverte d'un minerai aurifère. Comme d'aucuns prétendaient que cette monnaie provenait d'anciens ducats refondus, c'est pour convaincre les incrédules que le roi fit frapper des ducats nouveaux avec la devise qui s'y trouve inscrite.

Des monnaies plus anciennes ont existé. En 1582, la ville d'Oudenarde (Belgique) émit des pièces d'argent, avec les armes de la ville comprenant un binocle, lequel rappelait la fabrique de lunettes de cette localité.

Sous le règne d'Élisabeth d'Angleterre (1558-1603) furent fabriquées de petites monnaies en cuivre valant un farthing (deux centimes et demi). La collection du Docteur Brettauer en renfermait trois, deux portant un binocle, l'autre des ciseaux. Ces pièces servaient à des colporteurs de l'époque à faire de la réclame : ce qui laisse à penser que certains vendaient aussi des ciseaux.

On peut ranger dans cette catégorie un jeton signalé par Mme Heymann et représenté dans la planche 13 ci-dessus mentionnée. Il date du XIVe siècle et porte sur l'avers « une croix fleurdelysée centrée d'un petit quadrilobe coupant la légende, cantonnée de deux fleurs de lys et de deux binocles, chacune de ces figures accostée de deux annelets ».

Le revers porte un binocle dans le champ. La salutation angélique, *Ave Maria*, contourne, en guise de légende, les deux faces de ce jeton.

Il est présumable que c'était une pièce à compter : le binocle semblait indiquer à celui qui recevait le jeton qu'il fallait ouvrir les yeux, c'est à dire voir clairement afin que les comptes soient exacts.

Les binocles de ce jeton sont de la forme articulée clouants, tandis que ceux des pièces émumérées plus haut et qui sont moins anciennes, sont de la forme arrondie.

2° PIÈCES HISTORIQUES. — Michel Servet, né en 1511 en Aragonie, était un médecin philosophe, qui eut une part intéressante dans l'étude de la circulation du sang. On sait qu'il fut brûlé vif à Genève, comme hérétique, par ordre de Calvin, le 27 octobre 1553. Une statue lui a été érigée à Paris, le 6 juillet 1908.

Il existe une médaille en bronze, de 1553, dite du *Supplice de Michel Servet*. Sur une face, deux hommes debout, l'un avec une écharde, l'autre avec une poutre dans l'œil, rappellent la devise : « Voir la paille dans l'œil de son prochain et ne pas voir une poutre dans le sien ». Sur l'autre face, un hibou perché tient un binocle, devant une chandelle allumée, avec cette légende, ainsi traduite : « Les lunettes sont inutiles pour celui qui ne veut pas voir ».

On retrouve ce même hibou sur d'autres pièces.

Une autre médaille ancienne, qui a été représentée en 1909 dans la *Chronique Médicale*, porte le nom de *Médaille des Gueux*. Elle rappelle la prise de Brielle, en 1572, par les Gueux de mer. La médaille est en vermeil. Sur une face, deux gentils-hommes debout se donnent la main, avec cette légende : « Jusques à porter la besace ». Sur l'autre face, une épée en pal avec une monnaie sur la pointe, accostée de deux oreilles ou peut-être de deux yeux ; à droite, neuf monnaies superposées, et, à gauche, un binocle; dessous, 1572, avec la légende : « En tout fidèlles au Roy ».

Faut-il voir un rapprochement avec le nom propre Brielle et le mot allemand *Brille* lunettes ? Dans tous les cas, la réunion de tous ces attributs est difficile à expliquer.

3° PIÈCES DE CORPORATIONS. — Les deux pièces, qui

sont reproduites en tête de la planche VI, sont un méreau religieux et une pièce maçonnique.

La première pièce est en cuivre; elle est assez usée. Sur une face, un saint debout, avec cette légende : *S. Johannis ora pro nobis.* Sur l'autre face, un écusson est surmonté d'une couronne; dans l'écusson, on voit, à droite, un chandelier et, au-dessous, un binocle; à gauche, un cœur et, au-dessous, une croix de Malte; comme légende : *Gloria soli Deo.* La pièce ne porte pas de date. Elle est probablement du xvi⁰ siècle et devait appartenir à une association religieuse. M. Florange, numismate à Paris, qui a examiné la pièce, a donné comme appréciation : méreau d'église, de fabrication nürembergeoise.

La deuxième pièce est en argent et parfaitement conservée. Elle représente, à l'avers, les attributs maçonniques, avec ces mots : *Der Freymæner.* — « Des Francs-Maçons ». Au revers, un binocle d'une netteté parfaite, et au-dessous, un livre ouvert, avec ces mots : *Das gantze Geheimnüs.* — « Tout le secret ».

On peut comprendre dans cette catégorie le « scel » d'un certain « Jacques Gallocheau, maistre escolles » de la fin du xiv⁰ siècle. Ce sceau représente la légende de saint Martin donnant la moitié de son manteau à un pauvre. Sous le cheval de saint Martin se détache un écusson portant trois binocles, de la forme articulée. La présence de ces binocles peut être expliquée par ce fait que Jacques Gallocheau était sans doute un « maistre d'escolle lunetière », ou le chef d'une confrérie qui s'occupait du polissage des verres : car le mot « escolle », au xiv⁰ siècle, indiquait également une école ou une confrérie.

Cette description est empruntée à M‍ᵐᵉ Alfred Heymann ; l'avers de la pièce est reproduit planche 13 de son ouvrage.

Cette pièce est la seule, avec celle du xiv⁰ siècle mentionnée à la fin des pièces de la première catégorie (monnaies), qui porte des binocles articulés clouants. Elle est aussi, on l'a vu, du xixe siècle.

Ces pièces de corporations étaient nombreuses, et atteignaient parfois de grandes dimensions. Nous en possédons une en cuivre qui mesure 55 millimè[tres] de diamètre. Elle est de 1705 et d'origine hollandaise. Sur une face, on voit la boutique d'un marchand de drap, avec le marchand, une dame, un gentilhomme et un petit chien. Sur l'autre face sont, également en relief, un binocle, un chapeau, des ciseaux, un peigne, etc. Des deux côtés, légende circulaire, au nom des maîtres.

Sur toutes les autres pièces et médailles, étudiées dans la suite de ce chapitre, le binocle est de la forme arrondie : preuve nouvelle que cette forme est postérieure à la forme articulée.

1° JETONS DE JEU. — Ces pièces sont celles qui ont été les plus nombreuses. Le jeton, qui est figuré à la deuxième rangée de la planche VI, est en bronze. Sur une face, on voit la Fortune, avec ces mots : *Fortuna fugax.* Sur l'autre face est inscrite une phrase, dont il est difficile de saisir le sens, plusieurs lettres étant effacées ; au-dessous, est un binocle bien apparent.

Dans la collection du Docteur Brettauer existait un jeton, ayant appartenu à la duchesse de Cossel (1680-1765), amie dévouée d'Auguste le Fort. Sur un côté, on voit un hibou avec un binocle. Sur l'autre côté on lit : « Se tromper c'est perdre. » Sur une autre pièce, portant cette même devise sur une face, on trouve, sur l'autre face, inscrite sous un binocle, la phrase suivante : « Risquer gagne, risquer perd. » — Enfin, sur un troisième jeton, et toujours sous un binocle, on lit cette sentence : « Être spectateur du jeu est le meilleur. »

Ces phrases sont, bien entendu, traduites de l'allemand.

Tous ces jetons, en somme, semblent avoir eu pour but de donner de sages conseils aux joueurs.

5° Pièces satiriques. — L'une des plus anciennes est une monnaie de Brunswick, frappée au XVIe siècle. Sur l'une des faces est un sauvage, qui tient dans la main droite une lumière, dans la main gauche une tête de mort, un sablier et un binocle. La légende, en allemand, donne comme traduction : « La lumière et les lunettes sont inutiles à cet homme qui ne sait s'en servir. » On peut voir l'image de cette pièce dans l'ouvrage du Docteur Bock (page 51).

Nous allons examiner maintenant les deux pièces curieuses qui terminent notre planche VI.

La première est en argent : c'est encore un hibou que l'on voit sur l'une des faces. Il semble qu'on ait voulu faire allusion à la perfection de la vue de cet oiseau nocturne, et prétendre sans doute qu'avec une vision aussi bonne que celle du hibou on n'a pas besoin de lunettes.

Sur cette pièce, le hibou porte un binocle au devant des yeux ; il tient dans chaque serre un cierge allumé.

Au verso, on trouve une phrase allemande, bien lisible sur la reproduction, et dont voici la traduction : « A quoi servent les lumières et les lunettes quand on ne veut pas regarder avec attention ? »

L'autre pièce, de belle dimension, est en argent aussi et fort bien conservée. Elle représente deux personnages en costumes Louis XIV.

Sur une face, un homme debout tient sa main droite devant la figure avec les doigts écartés : il a son binocle suspendu à la ceinture. On lit les mots : « *Nicht durch Brillen*. Il n'est pas besoin de lunettes. »

Sur l'autre face, une femme debout, élégamment habillée, est dépourvue de tête. La légende placée au dessus est : « *Der Rest ist gutt*. Le reste est bon. »

Cette plaisanterie gauloise, quoique présentée en allemand, doit vouloir dire que, en matière d'amour, on peut se passer de lunettes.

Il est certain que les pièces et les médailles à besicles sont relativement rares. Nous pensons avoir réuni ici les principaux spécimens que l'on a pu rencontrer, et dont la plupart ont une origine allemande.

Il est bon de faire ressortir que sur toutes ces pièces ou médailles, l'emblème est un *binocle*, et non pas une paire de lunettes, ce qui indique bien que toutes ces pièces sont antérieures au XVIIe siècle.

Il reste à expliquer la signification du binocle sur ces différentes pièces. Nous croyons qu'on a voulu représenter en général un emblème de clairvoyance, et nous pensons aussi qu'il devait servir à la diffusion des lunettes, afin d'en répandre l'usage, puisque, toutes ces pièces datant du XVe, du XVIe et du XVIIe siècles, on était encore à une époque peu éloignée de l'origine des besicles. Il y avait aussi des contradicteurs, comme nous le démontrent les pièces satiriques.

Mais de nos jours une semblable opposition se rencontre encore ; et ce n'est pas sans une grande hésitation que certaines personnes se décident à recourir aux lunettes, souvent après avoir tergiversé plus que de raison et malgré les bons conseils qu'elles ont reçus.

CHAPITRE VI

Les Verres Correcteurs

Les verres de forme ronde que l'on voit dans les montures anciennes des collections ne sont très probablement pas ceux qui s'y trouvaient à l'origine. Depuis le XIVᵉ ou le XVᵉ siècles, ces verres ont dû être brisés plusieurs fois, et bien que certains d'entre eux soient excessivement rayés ou dépourvus de transparence, il n'est pas sûr que ce soient les premiers occupants de la monture.

D'ailleurs, les verres convexes de besicles le plus anciennement connus ne diffèrent pas sensiblement des nôtres comme composition.

Le verre lui-même et sa fabrication n'avaient plus de secret depuis fort longtemps. Ce fut dans les antiques cités de Tyr, de Sidon et de Thèbes que l'art de la vitrification prit un grand développement.

Nous avons déjà mentionné l'usage très ancien des sphérules de verre pleines et des sphères creuses remplies d'eau pour former des loupes amplifiantes.

Les miroirs de métal, qui remontent à la plus haute antiquité, ont été remplacés ensuite par des miroirs en verre. Pline dit que les meilleurs étaient garnis d'une feuille d'or au revers. Ceux que l'on découvre dans les fouilles sont souvent recouverts de plomb ou d'étain en feuille.

Le verre façonné sous la forme lenticulaire est bien postérieur aux miroirs et aux sphérules. Comme on l'a vu au chapitre I, l'idée du verre lenticulaire appartient à Roger Bacon, ainsi que son adaptation à la correction de la presbytie.

C'est du verre ordinaire ou du verre de miroir dont on se servait pour fabriquer les verres de lunettes. Mais le cristal de roche était aussi employé. Daça de Valdès (1623) disait que le cristal est supérieur au verre : « il est matière fraische, et lorsque la veue passe à travers, elle se rafraichit grandement. »

À l'origine, les lunettes étaient confectionnées dans un petit nombre de localités et l'on en gardait la fabrication secrète. Les bons verres se trouvaient à Venise et à Murano, localité proche de Venise.

L'industrie de la taille des verres était florissante en Allemagne, et en particulier à Nuremberg, à Regensbourg et à Augsbourg (1600).

Les verres concaves ne sont mentionnés que vers la fin du XVᵉ siècle ; leur usage devient courant seulement au XVIᵉ siècle et surtout au XVIIᵉ siècle.

On remarquera que l'invention de l'imprimerie se place vers 1440 (Gutenberg). Avec la diffusion des ouvrages imprimés, l'usage des verres correcteurs se développa de plus en plus. C'est ainsi que, dans les siècles suivants, et jusqu'à nos jours, les myopes sont devenus de plus en plus nombreux.

En somme, les verres convexes d'abord, puis les verres concaves furent enchâssés dans les binocles ; mais leur effet correcteur ne reposait sur aucune base scientifique. Le hasard seul ou des essais successifs arrivaient à donner satisfaction aux presbytes et aux myopes. C'est que les lois de la dioptrique oculaire ne commencèrent à être entrevues que par Kepler en 1604, par Plempius ou Plemp en 1632 et par Descartes en 1637. « Les phénomènes de l'accommodation sont expliqués à cette époque : 1° par l'allongement et le raccourcissement de l'axe antéro-postérieur du globe ; 2° par un mouvement de recul ou de propulsion, soit de la rétine, soit du cristallin ; 3° par une modification des courbures du cristallin. On admet que ces modifications se produisent d'une façon réflexe comme les mouvements de l'iris. » (D' Pansier.)

La détermination de la valeur d'un verre correcteur semble avoir été établie pour la première fois par Daça de Valdes, auteur déjà cité à plusieurs reprises. La graduation imaginée par ce savant mérite d'être reproduite avec quelques détails, que nous emprunterons à l'ouvrage du Docteur Pansier.

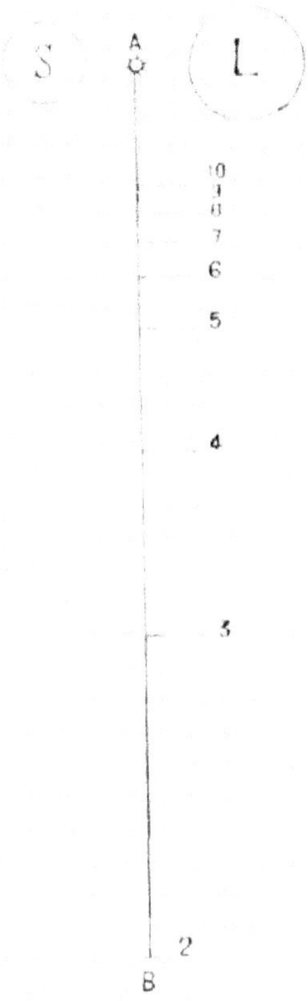

Pour reconnaître le numéro ou le degré d'un verre, Daça de Valdes donne l'échelle ci-jointe (en réduction fig. 5). Le verre le plus faible correspondait à un degré et le plus fort à 30 degrés. Cette graduation, d'après le Docteur Albertotti, se rapprochait de la graduation actuelle en dioptries, de sorte que le verre d'un degré était à peu près l'équivalent de notre verre d'une dioptrie.

S'il s'agit d'un verre concave, Daça de Valdes indique de la façon suivante l'emploi de son échelle : on met le

Figure 5.

verre vis à vis le grand cercle L, en l'éloignant ou le rapprochant jusqu'à ce que les deux cercles L et S apparaissent égaux. On mesure alors la distance qui sépare le verre du cercle et la rapportant de A en B sur l'échelle, on a le degré du verre.

Des échelles analogues donnent les degrés des verres convexes de 2 à 10 degrés et de 10 à 30 degrés. Pour les verres concaves de 0 à 20 degrés, et les verres convexes inférieurs à 10 degrés, le Docteur Albertotti a calculé que la numérotation de Daça de Valdes correspond à la numérotation en dioptries avec un écart maximum de $0^{\text{dioptrie}},75$. Pour les verres convexes supérieurs à 10 degrés, les résultats sont bien différents : cela tient sans doute à une reproduction inexacte de l'échelle.

Pour la presbytie, Daça de Valdes donne le tableau suivant des degrés correspondant à chaque âge :

	HOMMES	FEMMES
De 30 à 40 ans.	2 degrés	5 degrés
40 à 50 ans.	2.5 —	7 —
50 à 60 ans.	3 —	8 —
60 à 70 ans.	3.5 —	9 —
70 à 80 ans.	4 —	
Au dessus	5 à 6 degrés	

Il donne des verres plus forts aux femmes « à cause qu'elles font des choses plus subtiles, et comme aussi pour avoir la veue plus débile que les hommes ».

Plus tard, ainsi que l'indique Sauvages (1768), on numérota les verres en pouces d'après la distance de leur foyer. C'est ce système qui a été employé jusqu'à ces derniers temps, avant l'adoption de la dioptrie (1875).

On voit que, durant toute cette période, on ne s'occupait que de la presbytie et de la myopie, attendu que l'hypermétropie était confondue avec la presbyopie. La distinction, on le sait, ne s'est faite qu'au XIX⁰ siècle, avec Donders, de même que la découverte et la correction de l'astigmie, avec Th. Young et Goulier.

Mais l'aphakie, ou disparition du cristallin après l'opération de la cataracte, recevait des verres appropriés au XVII⁰ siècle. L'opération de la cataracte par abaissement, connue depuis fort longtemps, laissait les opérés sans lunettes et par conséquent avec une vision défectueuse. On ne sait pas exactement à quelle époque on songea à pourvoir de verres les opérés de cataracte. Ils ont été mentionnés pour la première fois par Daça de Valdès, qui indique des verres convexes de onze à douze degrés pour la vision de loin, et de vingt degrés pour la vision de près.

Ce chapitre serait incomplet, s'il ne donnait quelques indications sur les fabricants spéciaux de lunettes, qui de bonne heure prirent le nom de lunetiers.

Les moines, dans les couvents, furent les premiers qui taillèrent les verres de binocles. En France, le plus ancien lunetier parisien, d'après le Docteur Pansier, a été Chorez, lunetier à L'Isle Notre-Dame, *à l'enseigne du Compas* commencement du XVII⁰ siècle .

En 1545, les lunetiers furent adjoints aux miroitiers, et lorsqu'en 1581, Henri III renouvela les brevets des maîtrises, les miroitiers, les lunetiers et les bimbelotiers furent réunis dans une même corporation.

Il est intéressant de rappeler quelques articles des statuts, donnés par Henri III, aux miroitiers-lunetiers.

ARTICLE PREMIER. — *Premièrement.* Pour ce que de tous temps et ancienneté il n'appartient qu'aux Maistres Miroitiers, Bimbelotiers, Lunetiers de faire et parfaire entièrement tous et chacuns les ouvrages de quelque mode et façon que ce soit dépendans et appartenans dudit Mestiers de Miroitiers, Bimbelotiers, Lunetiers, quand un Ouvrier expert et connaissant audit Mes-

tier, Maistre approuvé et receu par les quatre Maistres Jurez
d'iceluy Mestier qui voudra tenir Boutique en la Ville et Fau-
bourgs de Paris, faire le pourra, en faisant préalablement un
chef-d'œuvre de sa main suffisant de Miroir, Bimblot et Lunettes,
soit de mode ancienne ou moderne, et tel que les Jurez lui baille-
ront, et payeront quatre écus pour le droit des Jurez qui
assisteront au chef-d'œuvre, et demy écu à la confrérie dudit
Mestier.

ART. 2.   *Item*, Qu'un fils de Maistre dudit Mestier, né en
loyal mariage sera receu Maistre en *iceluy* sans faire aucun chef-
d'œuvre, pourvu qu'il soit Ouvrier, et payera les droits des Jurez
comme dessus, demy écu à la Confrérerie et deux écus au Receveur du Mestier, pour être employez aux affaires d'iceluy, et
vingt sols tournois au Roy.

ART. 3.   *Item*, Ceux qui ont été et seront doresnavant apprentifs audit Mestier seront tenus faire apprentissage en la maison
d'un Maistre dudit Mestier le tems et espace de cinq ans, et le
tems finy pourra parvenir à la Maîtrise, en faisant chef-d'œuvre
tel que dessus est dit, qui leur sera baillé par les Jurez d'iceluy,
et se fera ledit chef-d'œuvre en la maison de l'un d'iceux, et
payera les droits des Jurez comme il est spécifié cy-dessus, un
écu, moitié au Roy, et l'autre moitié à la Confrérie dudit Mestier, et deux écus au Receveur pour employer aux affaires dudit
Mestier.

. . . .

ART. 11.   *Item*, Lesdits Maistres dudit Mestier pourront
faire Lunettes de verre, cristal de roche et cristalin de toutes
vûes bien polies des deux côtez, faire les châssis d'icelles de cuirs,
de cornes et autres étoffes, bien et dûement faits et non de papier,
sur peine de confiscation.

ART. 12. — *Item*, Lesdits Maîtres pourront faire toutes sortes
de Bezicles de verre, crystal et crystalin, polies des deux côtez,
tant en corne qu'en étain : aussi pourront faire toutes sortes de
grandes glaces de verre poly, carré ou rond, garnie à leur châssis
de fin papier ou de bois, iceux enjoliver, peindre et dorer de

quelque sorte que ce soit, et deffenses à toutes autres personnes de faire ou faire faire aucuns des ouvrages dessus dits, sous peine de confiscation.

ART. 13. — *Item.* Que nul ne fera aucun des ouvrages dessus dits ni Moules à iceluy Mestier, qu'il ne soit pas premièrement reçu Maistre en iceluy, sur peine de confiscation, et dix écus d'or sonnant d'amende, moitié au Roy, et l'autre moitié aux Jurez.

ART. 14. — *Item.* Que tous les Maistres dudit Mestier ne pourront avoir qu'un apprentif, lequel sera obligé cinq ans, et un an amparavant la fin de l'apprentissage finy, ledit Maître pourra en prendre un autre qui sera pareillement obligé cinq ans et n'en pourra avoir ni prendre davantage, sur peine de dix écus sonnant d'amende, applicable comme dessus, et de tous dépens, dommages et intérêts des Apprentifs.

. . . .

Comme on le voit, la profession de lunetier offrait des garanties beaucoup plus sérieuses que de nos jours. En effet, la maîtrise était un privilège qui donnait le droit de fabrication et de vente à celui-là seul qui en était le titulaire.

Actuellement tout le monde peut vendre des lunettes : ce qui a inspiré à J. Rouyer, à la page 13 de son ouvrage, les réflexions suivantes :

« Les pharmaciens sont des marchands de drogues composées, les herboristes sont des marchands de drogues simples, et pourtant ils sont soumis à des études particulières et à un examen de capacité. Les opticiens peuvent par ignorance perdre la vue de leurs clients, pourquoi ne seraient-ils pas soumis à un examen de capacité ? Il n'y aurait rien ici d'injuste, ni rien d'arbitraire. Tout vendeur qui peut nuire à la santé publique devrait être soumis à des règles particulières qui seraient une garantie pour l'acheteur. »

« Au milieu du XVII⁰ siècle, le Père Chérubin s'est

occupé de perfectionner la fabrication des loupes et verres de lunettes. Il a inventé différents instruments pour travailler les verres, pour déterminer exactement le centrage et la forme, instruments qui étaient encore en usage il n'y a pas longtemps. » (D' Pansier.)

Un des lunetiers les plus renommés du xviii° siècle a été Thomin, maître et marchand lunetier-miroitier *Au Miroir ardent*, rue Saint-Jacques, que nous avons déjà cité plus haut à propos des lunettes à branches.

Un autre lunetier célèbre fut Louis-Vincent Chevalier, reçu maître en 1765, et qui demeurait quai de l'Horloge, près des Deux Tourelles. Il mourut en 1805 et fut remplacé par son fils, Jacques-Vincent Chevalier, père de Charles et grand-père d'Arthur Chevalier.

C'est en 1720 que ceux qui s'occupaient spécialement de la fabrication des lunettes et d'autres instruments prirent le nom d'opticiens. Tout en restant dans la communauté des miroitiers, nuls statuts particuliers ne les représentaient.

Le plan de ce travail ne nous autorise pas à entrer dans de plus amples détails. Disons seulement pour terminer ce chapitre que de l'Italie la lunetterie passa en Allemagne et dans les Flandres où la production du verre lenticulaire se développa bien avant de pénétrer chez les autres nations. Des Flandres elle passa en Angleterre et en France, où elle se cantonna assez tard dans les contrées du Jura, de la Picardie et même de la Normandie, où, dès 1538, on trouve à Rouen les statuts des miroitiers-lunetiers.

Mais si l'on décèle quelques traces de la lunetterie dans nos anciennes provinces, elles sont vite effacées et l'on ne peut les suivre que dans une partie de la Picardie et dans le Jura, où, tard venue, la lunetterie s'est créée, à Morez une place importante. La fabrication des lunettes à Morez date de la fin du xviii° siècle ; ce fut un maîtrecloutier, Pierre-Hyacinthe Caseau, né en 1711, qui eut l'idée d'adjoindre la lunetterie à sa clouterie.

Nous n'avons pas à parler du grand développement pris ensuite par cette industrie à Morez, pas plus que des maisons fondées ailleurs au XIXe siècle, puisque c'est la limite que nous avons assignée à nos recherches historiques.

CHAPITRE VII

Les Lunettes protectrices

Il reste à faire mention des besicles que l'on a portées, dès le XVIIᵉ siècle, pour préserver les yeux sensibles ou malades, besicles qui étaient pourvues de verres colorés, et auxquelles on donnait le nom de *conservatives*. C'est la couleur verte qui est restée longtemps préférée. Daça de Valdes, déjà cité plus haut, s'exprime ainsi : « Les lunettes conservatives profitent grandement pour cheminer en temps d'hiver, parce qu'elles défendent les yeux de l'air, et si c'est en été, de la lumière...... Pourvu qu'elles ne tirent pas sur le jaune et sur le rouge, toutes les couleurs sont bonnes...... Celles qui tirent sur le verd me semblent estre profitables à la veue, pour estre une couleur agréable...... L'autheur de la nature a revestu les herbes et les plantes de couleur verde et agréable, afin d'œillarder les hommes et les en esgayer...... Entre les couleurs composées, la verde est la meilleure. »

Peu fréquemment on avait recours à des verres de teinte bleue ou violette.

Les verres colorés étaient rarement montés en binocles (sauf au XVIIᵉ siècle, avant l'invention des lunettes à branches). Leur rôle protecteur, on le comprend, avait plus d'efficacité avec des lunettes de grande dimension.

Pour augmenter leur action préservatrice, on les garnissait sur les côtés d'un morceau d'étoffe, en soie verte de préférence. L'œil se trouvait ainsi parfaitement garanti.

En Chine, on se servait de verres colorés, depuis fort longtemps. Pour affronter l'éclat du soleil, les Chinois font usage d'un minéral appelé *tcha-chi* ou *pierre à thé*, à cause de sa ressemblance avec une infusion de thé ; cette pierre est une topaze enfumée.

Dans son discours sur *La conservation de la veue* (1600), du Laurens fait aux vieillards, dont la vue comme les forces se fatiguent facilement, les sages et prudentes recommandations suivantes : « L'œil se délecte merveilleusement de la veue des belles femmes ; je suis d'advis que les vieillards se contentent de cela...... Ils doivent porter quelque riche et précieuse bague, et entre autres le saphir et l'esmeraude, qui conservent plus la veue que le vert et le violet. »

De ces sages conseils de du Laurens, on peut rapprocher les paroles du médecin arabe du xıⁱᵉ siècle, disant que les deux choses pires qu'il puisse arriver à un vieillard, c'est d'avoir une femme jeune et un bon cuisinier. Et la sagesse des nations, parlant par les dictons et proverbes, nous rappelle que : « Bonjour lunettes, adieu fillettes. »

« Au moment de la mode des lunettes, au milieu du xvıⁱᵉ siècle, la teinte des verres était aussi variée que la forme des montures. Thomin énumère et possède dans son magasin les neuf couleurs suivantes : vert céladon, vert de pré, vert de mer, bleu clair, gros bleu, jaune, violet, couleur de vin, rose. » (Dʳ Pansier.)

C'est au début du xıxᵉ siècle qu'ont été inventés les verres fumés, dont l'emploi s'est depuis généralisé et auxquels on a donné la forme de coquilles, permettant de supprimer tous les entourages, protecteurs il est vrai, mais réceptacles de poussières et en contradiction avec la moderne antisepsie.

Les verres fumés ont détrôné complètement les verres verts. Successivement d'autres verres colorés ont été conseillés, depuis les verres gris-jaunes de Fieuzal, jusqu'aux verres jaunes actuellement répandus.

Il y a lieu de rappeler aussi, en quelques mots, les lunettes préservatrices contre la peste. Cette maladie était censée contagieuse même par le regard. Dès que le médecin entrait dans la chambre d'un pestiféré, le malade devait fermer les yeux. En 1656, pendant la peste de Rome, pour éviter la contagion, les médecins portaient un long habit de taffetas ; ils avaient devant les yeux de grosses lunettes de cristal, devant le nez un long bec rempli d'aromates.

Nous n'avons pas à parler des lunettes de protection contre les accidents de travail. Leur invention est moderne ; les lunettes en toile métallique paraissent remonter à 1840.

La plupart des détails de ce chapitre ont été empruntés à l'ouvrage si documenté du Docteur Pansier, qu'il faudra toujours consulter pour bien connaître tout ce qui se rapporte à l'histoire des lunettes.

Le présent travail, entre autres buts, s'est proposé de compléter cet ouvrage par des recherches faites depuis qu'il a été publié, et qui donnent ainsi une mise au point aussi exacte que possible de l'intéressante question de *l'origine des besicles de nos ancêtres*, encore ignorée de beaucoup de personnes.

APPENDICE

Les Lunettes dans la Caricature

Comme on a pu le voir à plusieurs reprises dans le cours de ce travail, notamment au chapitre des pièces et médailles, les caricaturistes n'ont pas manqué de s'occuper des lunettes : ceci était à prévoir.

Les ouvrages de Mme Alfred Heymann, du Docteur Pansier et du Docteur Bock contiennent quelques spécimens, destinés surtout à égayer le lecteur.

Nous n'approfondirons pas cette question, qui ne touche que de loin à l'histoire des besicles, et nous renvoyons aux ouvrages indiqués ci-dessus ceux qui seraient curieux de voir les quelques caricatures publiées, dont certaines sont d'ailleurs connues du public.

Nous donnerons seulement la reproduction ci-jointe (*planche VII*), qui a le mérite d'être très rare. Elle représente Voltaire et J.-J. Rousseau, dont les bustes sont placés en regard sur les verres d'un binocle, qui est posé sur un nez. L'ovale de ces verres est vertical au lieu d'être horizontal. Et même, pour être dans le style de l'époque, les verres devraient être ronds.

Cette curiosité, dont il est difficile d'expliquer le sens,

date de 1789. On pourrait évidemment émettre quelques hypothèses sur l'idée qui a inspiré ce dessin. Mais cela pourrait donner lieu à des controverses, qui n'intéressent pas l'histoire des lunettes. Considérons ce sujet comme une simple et originale caricature.

CONCLUSIONS

I. — Les anciens ne connaissaient pas les lunettes. Mais la loupe existait, soit sous forme de globe de verre creux rempli d'eau, soit sous forme de sphère de cristal. La loupe n'était pas employée pour corriger la presbytie.

C'est Roger Bacon qui, le premier, à la fin du XIIIᵉ siècle (vers 1280), après ses études sur les propriétés des verres lenticulaires, eut l'idée d'employer les verres convexes pour remédier à la presbytie.

Toutes les recherches faites jusqu'à ce jour permettent donc d'attribuer à Roger Bacon l'invention des lunettes.

II. — C'est sous la forme de binocle que les verres convexes furent, à l'origine, placés sur le nez.

La forme angulaire ou articulée (clouants) a été mise la première en usage au XIVᵉ siècle, avec de grands verres ronds. Cette forme, qui devait mal tenir sur le nez et qu'il fallait le plus souvent maintenir avec la main, a disparu après le XVIᵉ siècle.

La forme arrondie, mieux ajustée, a fait son apparition au XVᵉ siècle. Elle a persisté seule après le XVIᵉ siècle.

C'est seulement au commencement du XIXᵉ siècle que les verres elliptiques ont été substitués aux verres ronds.

III. — Les lunettes à branches n'ont été inventées qu'au XVIIIᵉ siècle (vers 1735), toujours avec des verres ronds jusqu'au XIXᵉ siècle.

IV. — Ce qui a pu faire croire que les besicles remontaient aux premiers siècles de notre ère, ce sont les *anachronismes*, c'est à dire des œuvres d'artistes du XV° au XVII° siècle, représentant des scènes du Nouveau Testament, avec des personnages pourvus de besicles. Les auteurs de ces œuvres, dont quelques-uns étaient presbytes, ont cru se tenir dans la réalité en donnant des besicles à leurs personnages, âgés pour la plupart.

Dans toutes ces compositions, du XIV° au XVII° siècle, on ne voit que la monture en forme de binocle, et jamais de lunettes à branches.

Il ne sera pas inutile que le public, par quelques mots insérés dans les catalogues, connaisse la signification du binocle qu'il est à même de remarquer dans quelques tableaux anciens, notamment au Musée du Louvre.

V. — On a fait figurer aussi les besicles sur des pièces de monnaie, sur des médailles historiques, sur des pièces de corporations, sur des jetons de jeu, et sur des médailles à tendance satirique.

Ces pièces, assez rares, ont existé du XIV° au XVII° siècle, surtout en Allemagne.

L'emblème reproduit est toujours un binocle, et jamais une paire de lunettes. Sur les pièces les plus anciennes, le binocle a la forme articulée.

Il est probable qu'on a voulu représenter en général un emblème de clairvoyance. On a eu sans doute aussi l'intention de faire connaître de cette façon les binocles, et d'en répandre l'usage.

VI. — La fabrication du verre était connue dès la plus haute antiquité. Les verres convexes enchâssés dans les besicles anciennes ne différaient pas sensiblement des nôtres comme composition.

Les verres sphériques concaves ne sont mentionnés que vers la fin du XV° siècle. Leur usage devient courant seulement au xvᵉ siècle, après l'invention de l'imprimerie, et surtout au xvɪɪᵉ siècle.

L'effet correcteur des verres ne reposait au début sur aucune base scientifique. La valeur des verres correcteurs a été étudiée en premier lieu par Daça de Valdés commencement du xvɪɪᵉ siècle .

La fabrication des besicles appartint, dès le xvᵉ siècle, à la Corporation des lunetiers. A cette époque, la maîtrise donnait aux seuls lunetiers le droit de fabrication et de vente.

C'est en 1720 que les lunetiers prirent le nom d'opticiens.

VII. — Les lunettes protectrices, mises en usage dès le xvɪɪᵉ siècle, sous le nom de *conservatives*, ont consisté en binocles d'abord, puis en lunettes à branches, avec verres ronds, de couleur verte. On avait recours aussi à la teinte bleue ou violette.

Les verres fumés, et surtout la forme de coquilles, datent du xɪxᵉ siècle.

BIBLIOGRAPHIE

PAR ORDRE CHRONOLOGIQUE

*Sont mentionnés seulement les ouvrages parlant des besicles
dès leur origine.*

PAGNINO. *Thesaurus.* Lyon, vers 1500.

DAÇA DE VALDÈS. *L'usage des lunettes pour tout sorte de veues.*
Traduit de l'espagnol en françois, l'an 1623. Manuscrit de la
Bibliothèque nationale de Paris.

V. PLEMPIUS. *Ophtalmographia.* Amsterdam, 1632.

REDI. *Lettera sopra l'invenzione degli occhiali di naso.* Florence,
1648.

CARLO MANZINI. *L'occhiale all' occhio.* Bologne, 1660.

Le PÈRE CHÉRUBIN. *La dioptrique oculaire.* 1671.

MANNI. *Degli occhiali di naso, inventati da Salvino Armati.* Florence, 1738.

CÆSEMAKER. *Notice historique sur les lunettes et les verres optiques.*
Gand, 1845.

Dr ALBERTOTTI. *Manoscritto francese del secolo XVII riguar-
dante l'uso degli occhiali.* Modène, 1892.

Dr PANSIER. *Histoire des lunettes.* Paris, 1901.

J. ROUYER. *Coup d'œil rétrospectif sur la lunetterie.* Paris, 1901.

Dr A. BOURGEOIS. *Recherches historiques sur l'origine des lunettes.*
Reims, 1903.

Dr EMIL BOCK. *Les lunettes et leur histoire.* Vienne, 1903.

Dr A. BOURGEOIS. *Forme primitive des lunettes*. Reims, 1906.

Dr A. MASSON. *Notes sur l'histoire des lunettes*. Lyon, 1907.

Dr A. BOURGEOIS. *Pièces et médailles à binocle*. Reims, 1909.

Dr A. BOURGEOIS. *Un chapitre intéressant de l'histoire des lunettes : les anachronismes.* Congrès international d'Ophtalmologie de Naples, 3e vol., 1909.

Dr A. BOURGEOIS. *La forme de besicles la plus ancienne*. Reims, 1910.

Dr A. BOURGEOIS. *Saint Jérôme et l'invention des lunettes*. Reims, 1911.

Mme ALFRED HEYMANN. *Lunettes et lorgnettes de jadis*. J. Leroy et Cie, éditeurs. Paris, 1911. (Très bel ouvrage, richement illustré.)

Dr A. BOURGEOIS. *Suite à l'histoire des besicles : quelques anachronismes*. Reims, 1913.

Dr ALBERTOTTI. *Figure con occhiali in due cimeli bibliografici della Estense*. Venise, 1917.

Dr A. BOURGEOIS. *Les tapisseries de la cathédrale de Reims et les anachronismes dans l'histoire des lunettes*. La Chronique médicale, février 1917.

Dr ALBERTOTTI, professeur de clinique ophtalmologique à l'Université de Padoue. *Littera intorno alla invenzione degli occhiali*. Rome, 1922.

PRINCIPALES PUBLICATIONS DE L'AUTEUR

*De l'asepsie en chirurgie oculaire : appareil de stérilisation des ins-
    truments.* — Brochure. Matot-Braine, éd. Reims, 1891.

Traitement des affections des voies lacrymales. — Société française
    d'ophtalmologie, 1893.

Diagnostic et traitement des paralysies des muscles de l'œil. — Bro-
    chure. O. Doin, éd., 1895.

De l'électrolyse en thérapeutique oculaire. — Recueil d'ophtalmo-
    logie, 1896.

Kystectomie et capsulectomie. — Soc. fr. d'opht., 1896.

*Constitution du corps vitré comme point de départ du traitement du
    décollement de la rétine.* — Soc. fr. d'opht., 1897.

Sur le développement artificiel du moignon après l'énucléation. —
    Rec. d'opht., 1897.

Le chauffage des ulcères infectieux de la cornée. — Soc. fr. d'opht.,
    1899, et *Annales d'oculistique*, 1911.

Précis de thérapeutique oculaire usuelle. — O. Doin, éd., 3e édition,
    1900.

*Extraction simple de la cataracte sénile par kératotomie latérale
    externe et sutures de la cornée.* — Congrès international, 1900.

*Quelques expertises radiographiques, à propos de corps étrangers de
    l'œil et de l'orbite.* — Soc. fr. d'opht., 1901.

Abaissement de la cataracte : méthode et observations. — Soc. fr.
    d'opht., 1902.

Blessures de l'organe de la vision : lunettes protectrices d'atelier. —
    Union médicale du Nord-Est, 1902.

Méthode pour empêcher le développement de la myopie scolaire. —
    Union médicale du Nord-Est, 1904.

Myopie traumatique par propulsion du cristallin en avant. — Soc. fr. d'opht., 1901.

Le traitement des accidents infectieux après l'opération de cataracte. — Congrès international de Lucerne, 1901.

Instruments de Jacques David (1745-1748). — Congrès international de Lucerne, 1901.

Correction totale de la myopie. — Soc. fr. d'opht, Rapport, 1905.

Avancement capsulo-musculaire par doublement et adossement du muscle. — Soc. fr. d'opht., 1906.

Les lunettes dans l'armée. — Le Caducée, 1907.

Les blessures de l'œil par les éclats de verre de bouteilles de champagne. — Archives d'ophtalmologie, 1907.

L'éclairage rationnel de travail. — Union médicale du Nord-Est, 1908.

L'opération des cataractes traumatiques, spécialement dans les accidents du travail. — Soc. fr. d'opht., 1909 et Clinique ophtalmologique, 1920.

Monoptotypes (détermination de l'acuité visuelle dans les expertises). — La Clinique ophtalmologique, 1909.

De l'irido-capsulectomie ; procédé. — Soc. fr. d'opht., 1911.

La vision à l'envers. — Ophtalmologie provinciale, 1911.

Correction de l'anisométropie. — Annales d'oculistique, 1916.

Unification de la notation de l'astigmatisme. — Archives d'opht., 1917.

Des solutions à conseiller aux malades pour les soins de leurs yeux. — Concours médical, 1922.

L'enseignement par le cinématographe : application à l'hygiène sociale, particulièrement à la prophylaxie de la myopie scolaire. — Chronique médicale, 1922.

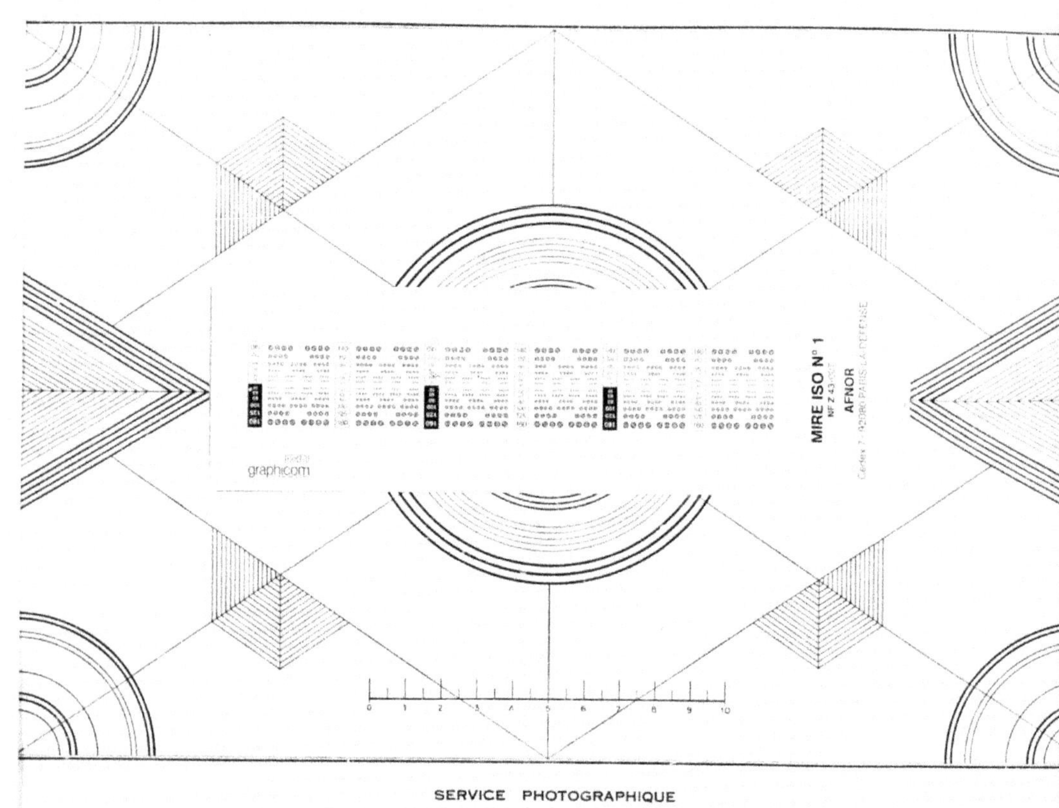

SERVICE PHOTOGRAPHIQUE